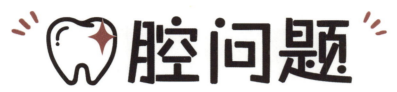

回答你最想了解的口腔问题

赵小妹 ◎ 主编

上海大学出版社

图书在版编目（CIP）数据

回答你最想了解的口腔问题 / 赵小妹主编 . -- 上海：上海大学出版社 , 2025. 3. --（健康科普，你我同行）.
ISBN 978-7-5671-5211-3

Ⅰ . R78-49

中国国家版本馆 CIP 数据核字第 20257NH897 号

责任编辑　陈　露
书籍设计　缪炎栩
技术编辑　金　鑫　钱宇坤

回答你最想了解的口腔问题

赵小妹　主编

出版发行　上海大学出版社出版发行
地　　址　上海市上大路 99 号
邮政编码　200444
网　　址　www.shupress.cn
发行热线　021-66135109
出 版 人　余洋

印　　刷　江阴市机关印刷服务有限公司印刷
经　　销　各地新华书店
开　　本　890mm×1240mm 1/32
印　　张　5.75
字　　数　145 千
版　　次　2025 年 3 月第 1 版
印　　次　2025 年 3 月第 1 次
书　　号　ISBN 978-7-5671-5211-3/R·109
定　　价　58.00 元

版权所有　侵权必究
如发现本书有印装质量问题请与印刷厂质量科联系
联系电话：0510-86688678

编委会

主　审　侯黎莉
主　编　赵小妹
副主编　胡龙威　曹　巍　张金凤
编　委　（按姓氏笔画排序）
　　　　　孔欣怡　王　蓓　陈　燕　陆文婷
　　　　　吴开柳　杨　盈　杨　霞　张　颖
　　　　　林　娣　周　运　周　恬　郝桂华
　　　　　胡凤莲　钱　珍　殷玉兰
漫画绘制　沈超群　徐晴妮

序 言

关于口腔的健康问题,并非现代新兴之潮,唐朝柳宗元在《晨诣超师院读禅经》曾云:"汲井漱寒齿,清心拂尘服。闲持贝叶书,步出东斋读。"可见,保持口腔健康早已为人类所洞悉。

口腔,乃人体之门,承载着言语沟通与吞咽、咀嚼多项重要功能,关系到我们的整体健康。口腔疾病与心脑血管病、糖尿病、消化系统疾病、骨质疏松、早产和低体重儿出生等多种疾病都有着密切的联系。故此,我们应对口腔问题加以重视,切莫等闲视之。

《健康口腔行动方案(2019—2025年)》中明确指出了"口腔健康服务覆盖全人类,更好满足人民群众健康需求"的行动目标。本书深入浅出地回答了普遍存在且为大众所困惑的口腔问题,从日常的口腔护理到各种口腔疾病的预防,一丝不苟娓娓道来,以期让公众增强口腔健康意识,让我们人人拥有健康的口腔、灿烂的笑容!

医学博士、教授、博士研究生导师
上海交通大学医学院附属第九人民医院
2025年1月于上海

CONTENTS 目 录

- 一　关于补牙 ………………………………… 1
- 二　关于镶牙 ………………………………… 25
- 三　关于种植牙 ……………………………… 47
- 四　关于牙周 ………………………………… 61
- 五　关于颌骨及关节疾病 …………………… 89
- 六　关于正畸 ………………………………… 105
- 七　关于儿童口腔 …………………………… 127
- 八　关于预防保健 …………………………… 141
- 九　关于口腔黏膜病 ………………………… 153
- 十　关于口腔肿瘤 …………………………… 163

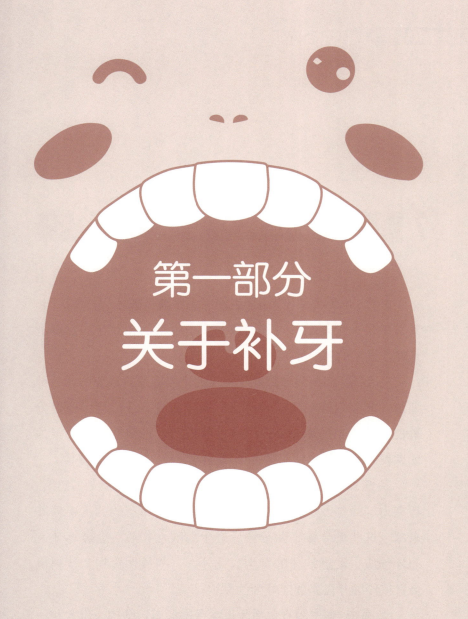

蛀牙是怎么发生的？

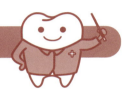

蛀牙，也称为龋齿，是牙齿硬组织逐渐被破坏的一种疾病。其发生是一个复杂的过程，涉及多个因素的相互作用，以下是蛀牙发生的主要原因。

1. 细菌 细菌是导致蛀牙发生的主要因素。口腔中的各种细菌，能够附着在牙齿表面，形成牙菌斑。这些细菌通过分解食物残渣中的糖分，产生酸性物质，这些酸性物质会侵蚀牙齿表面的牙釉质，使其破坏并逐渐溶解，从而形成蛀牙。

2. 饮食 一些食物和饮料中含有大量糖分，如糖果、奶茶、巧克力、面包及碳酸饮料等，是细菌生长和产酸的重要营养来源。这些糖分被细菌分解后产生的酸性物质，会破坏牙齿的牙釉质，促进蛀牙的发生。此外，一些酸性食物和饮料也会直接侵蚀牙齿，加速蛀牙的发生。

3. 宿主 宿主因素包括牙齿本身的形态、结构、位置和唾液的质与量等。牙齿的形态和结构异常，如牙齿排列不齐、牙齿缝隙较窄等，会使食物残渣和细菌更容易在牙齿表面滞留，增加蛀牙发生的风险。唾液的质与量也会影响口腔的酸碱度和细菌的生长环境，从而对蛀牙的发生产生间接影响。

4. 时间　蛀牙的发生需要一定的时间，包括从细菌附着在牙齿表面开始，到形成牙菌斑、产生酸性物质、牙齿脱矿，以及最终形成蛀牙。因此，长时间的口腔清洁不彻底、不良的饮食习惯等因素都会加速蛀牙的发生。

综上所述，蛀牙的发生是细菌、饮食、宿主、时间等多种因素综合作用的结果。为了预防蛀牙的发生，我们需要保持良好的口腔卫生习惯、控制饮食中的糖分摄入、定期进行口腔检查和清洁等。同时，对于已经发生的蛀牙，应及时治疗，避免加重龋坏，影响牙神经。

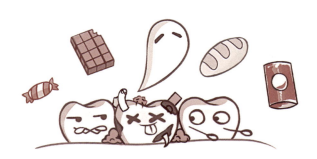

2. 为什么牙齿会产生冷热酸痛？

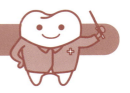

牙齿的冷热酸痛是许多人都会遇到的口腔问题，它不仅影响我们的日常饮食，还可能是潜在口腔疾病的信号。了解牙齿冷热酸痛的原因，对于预防和治疗至关重要。

一、原因

1. **缺钙** 牙齿缺钙时，牙釉质和牙本质的结构会变得脆弱，容易受到外界刺激。需要补充钙剂，如服用葡萄糖酸钙口服溶液或碳酸钙颗粒；多吃富含钙的食物，如牛奶、虾皮等；同时，多晒太阳促进钙的吸收。

2. **牙本质过敏** 牙齿表面磨损严重，导致牙本质暴露，对外界刺激敏感。常见因素是牙周病、刷牙用力过度、磨牙、牙缺失等。注意进行牙齿瓷贴面修复，减少吃坚硬的食物及过冷、过烫的食物。

3. **牙齿炎症** 常见类型有牙周炎、牙龈炎、牙髓炎等。主要原因常为口腔清洁不良，细菌感染。治疗方法：遵医嘱使用抗生素药物及含有消炎作用的漱口水。对于严重的牙髓炎，可能需要进行根管治疗，清理牙髓腔中的残留物，杀死牙神经以减轻疼痛。

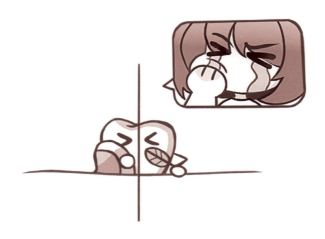

4. 其他原因

龋齿：龋齿发展到一定程度，龋洞过深过大，食物或刺激物进入后会引起疼痛。

牙隐裂：牙齿表面出现细小裂纹，外界刺激通过裂缝侵害牙神经，引起酸痛。

牙龈萎缩：牙周炎发展到中晚期，牙槽骨吸收，牙龈萎缩，牙根暴露，对冷热刺激敏感。

二、日常护理与预防措施

1. 正确刷牙 选择合适的牙刷和牙膏，采用正确的刷牙方法，早晚各刷牙一次，饭后漱口。

2. **饮食调整** 减少吃坚硬、过酸或寒凉食物，避免刺激牙齿。

3. **定期口腔检查** 定期进行口腔检查，及时发现口腔问题并积极治疗。

4. **使用抗敏牙膏** 对于牙齿敏感的人群，可使用抗敏牙膏进行日常护理。

牙齿冷热酸痛的原因多种多样，既有缺钙、牙本质过敏等生理因素，也有牙齿炎症、龋齿等病理因素。通过合理的日常护理和及时的治疗，可以有效缓解和预防这一症状，保护我们的牙齿健康。

什么是牙体牙髓病？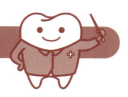

牙体牙髓病是指发生在牙齿硬组织（包括牙釉质、牙本质和牙骨质）及牙髓组织的一系列相关性疾病。牙体牙髓病的症状多种多样，可能包括牙痛、咬合不适、牙齿敏感、牙龈出血和牙龈萎缩等。其中，牙痛是最常见的症状之一，可能由牙髓炎或根尖周炎引起。在疼痛发作期间，还可能导致咬合功能受到影响，使患者难以进食或咀嚼。

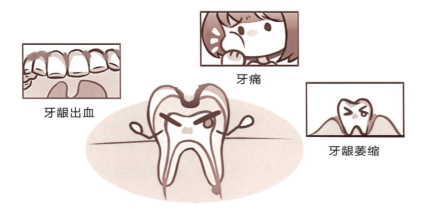

一、牙体牙髓病的类型

1. 牙体硬组织疾病

● 龋病：这是最常见的牙体硬组织疾病，包括浅龋、中龋和深龋。

● 非龋性疾病：这类疾病包括牙齿变色、牙萌出异常、牙数目异常、四环素牙、氟斑牙、牙釉质发育不全、牙本质过敏、牙外伤、磨牙症、牙隐裂、磨损等。

2. 牙髓疾病

● 牙髓炎：包括急性牙髓炎、慢性牙髓炎、牙髓坏死和逆行性牙髓炎。牙髓炎通常是由于龋病或其他因素导致牙髓组织受到细菌感染而引起的炎症。

● 髓坏死：通常是由于牙髓组织受到严重感染或损伤，导致牙髓失去活力。

3. **根尖病** 包括急性根尖周炎和慢性根尖周炎。这类疾病通常是由于牙髓炎未得到及时治疗，炎症扩散至根尖周组织而引起的。

二、牙体牙髓病的治疗

得了牙体牙髓病，就要去牙体牙髓科治疗。治疗方法包括药物治疗、根管治疗、牙齿拔除，以及其他辅助治疗方法，如根尖手术和牙齿种植等。具体治疗方法应根据患者的病情和医生的建议来确定。

1. **药物治疗** 适用于早期发现的牙体牙髓病，通过抗生素和消炎药等药物来缓解症状和炎症。

2. **根管治疗** 对于严重感染的牙齿，需要进行根管治疗以清除牙髓组织和神经组织，并填充根管以防止再次感染。

3. **牙齿拔除** 在无法进行根管治疗或根管治疗无效的情况下，可能需要拔除患牙。

综上所述，牙体牙髓病是一类涉及牙齿硬组织和牙髓组织的多种疾病的总称。了解这些疾病的类型、症状和治疗方法对于维护口腔健康至关重要。如果出现牙痛或其他相关症状，应及时就医并遵循医生的建议进行治疗。

关于补牙

4 通过补牙可以解决吃东西容易塞牙的问题吗？

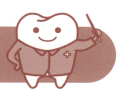

补牙的主要目的是修复牙齿的缺损部分，如由于龋齿、外伤等原因造成的牙齿缺失。因此，首先要判断下具体是什么原因导致的塞牙。

如果塞牙是由于牙齿的缺损或形态异常（如牙缝过大、牙列不齐等）引起的，那么可以通过补牙或者嵌体修复来解决或加以改善。

如果塞牙是牙周病导致的牙龈萎缩，那么单纯补牙可能无法完全解决问题。牙齿的天然形态是上窄下宽，相邻牙齿

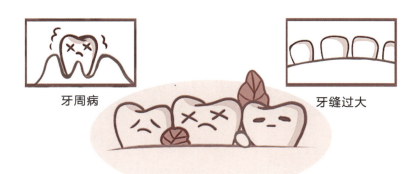

牙周病　　　　　　　　　　　　牙缝过大

的颈部有一个三角形区域，正常情况下这个区域被牙龈填满，当牙龈退缩后这个区域就会出现空缺，形成"牙龈黑三角"，就容易嵌塞食物，也影响美观。牙龈退缩程度轻的话可以通过牙龈提升术来缓解食物嵌塞，退缩程度严重的话就只能使用牙线和牙间隙刷来及时清理嵌塞的食物了。

先天牙齿排列就比较稀疏，以及牙缝隙大导致食物嵌塞的患者，可以通过正畸矫正来解决这个问题。

此外，补牙后虽然塞牙问题得到缓解，但还是要注重口腔的清洁，正确刷牙，使用牙线及牙间隙刷，以保护好牙龈、预防牙周炎。

门牙缝隙很大、门牙缺个角能补吗？

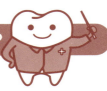

门牙缝隙过大和缺个角都会对我们的美观造成一定的影响。很多人都希望可以通过补牙的方法来解决，能不能补，怎么补，要结合患者的具体情况来分析。

一、门牙缝隙大

1. **补牙树脂**　最常用的方法就是用补牙树脂来进行修复。这种方式最经济方便，也不需要磨掉太多自己的牙齿，但是时间久了补牙材料会因为老化而变色、脱落，而且材料的强度也相对较差。

2. 修复体 通过修复体来缩小牙齿的缝隙，例如贴面或牙冠等。这种修复体强度高，颜色接近真牙，更美观。但是需要磨掉一部分自己的牙齿，费用相对较高，整个周期需到医院复诊2-3次。

3. 正畸 可以通过正畸方法来让牙齿排列更整齐、牙缝缩小。

4. 牙周治疗 如果缝隙是由于牙龈萎缩或牙槽骨吸收等牙周问题导致的，那么单纯的补牙可能无法解决问题，需要进行牙周治疗以恢复牙龈和牙槽骨的健康。

二、门牙缺个角

门牙缺个角的情况具体修补方法会根据缺损的原因、大小和位置来决定。

1. 外伤所致 如果缺损比较小，可以选择树脂填充的方式进行修补。树脂填充是通过将树脂材料涂抹在缺损部位，然后使用特定的光源进行固化，使树脂与牙齿紧密结合，恢复牙齿的外观和功能。如果缺损较大，可能需要进行牙冠修复或者贴面修复。牙冠修复是将制作好的全瓷或烤瓷牙冠覆盖在缺损的牙齿上，从而恢复牙齿的形态和功能。贴面修复则是在缺损的牙齿表面粘贴一层树脂或瓷贴面，以达到掩饰缺损、恢复美观的效果。这两种方法都需要对自己的牙齿进行打磨。

2. 长期嗑瓜子 俗称"瓜子牙",就是上下颌门牙出现与瓜子形状匹配的凹槽。这种门牙缺损用树脂修补效果好,但前提是避免再用门牙嗑瓜子。

3. 咬合问题 因咬合问题导致的牙齿磨损出现缺角,就无法通过单纯的补牙来解决问题了,需要调整咬合后再对缺损的牙齿进行修复。

无论是哪种修补方式,都需要到正规的口腔医院或牙科诊所进行检查和治疗。医生会根据患者的具体情况来制定个性化的治疗方案,以达到最佳的治疗效果。同时,患者也需要注意保护牙齿,保持口腔卫生,定期进行口腔检查和维护。

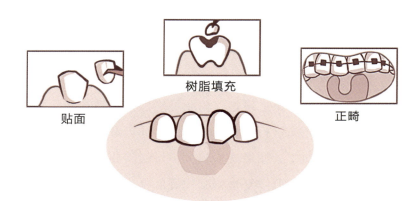

贴面　　　树脂填充　　　正畸

补完牙要注意哪些问题？

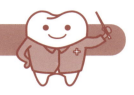

补牙后，为了确保补牙材料的稳固和口腔的健康，需要注意以下几个方面的事项。

一、饮食调整

1. **避免过硬食物** 补牙后，特别是在补牙材料还未完全固化前（一般为24小时内），应避免用患侧咬过硬的食物，以免损坏补牙材料或导致牙齿劈裂。建议选择软食、流食或半流食，如稀饭、面条、鸡蛋羹等。

2. **避免刺激性食物** 在补牙后的一周内，应尽量避免进食过冷、过热、过酸或过甜的食物，以免刺激牙齿和牙龈，引起不适或疼痛。

3. **营养均衡** 在保证饮食清淡的同时，也要注意营养均衡，适量摄入蔬菜、水果等富含维生素的食物，有助于口腔健康。

二、口腔卫生

1. **规范刷牙** 补牙后应注意规范刷牙，采用正确的刷牙方式，确保彻底清洁牙齿和补牙材料的表面。同时，建议使用软毛牙刷和含氟牙膏，以保护牙齿和牙龈。

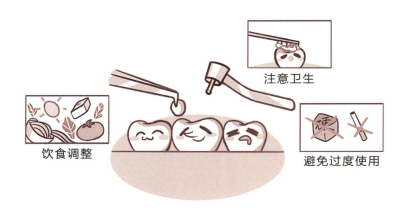

饮食调整　注意卫生　避免过度使用

2. **餐后漱口**　餐后及时漱口，以清除食物残渣和细菌，减少口腔内的感染风险。

3. **使用牙线**　对于难以清洁的牙缝，可以使用牙线或牙间隙刷进行辅助清洁，以确保口腔的全面清洁。

三、避免过度使用修复体

1. **避免咬硬物**　补牙后应尽量避免使用修复体进行过度咀嚼或咬硬物，以防修复体损坏或脱落。特别是对于大面积缺损的牙齿，补牙后应根据医生建议及时进行牙冠修复，以增加牙齿的抗力。

2. **观察不适**　补牙后可能会出现轻微的疼痛或不适，这是正常的术后反应。但如果疼痛持续加重或出现咬合痛、冷热刺激痛等症状，应及时就医检查。

3. 避免抽烟　补牙后尽量避免抽烟，因为烟草中的尼古丁等有害物质可能会刺激牙龈和牙齿，影响修复效果。

四、定期复查

1. 按时复诊　补牙后应严格按照医生的医嘱进行定期复查，以便及时发现并处理潜在问题。医生会根据患者的具体情况制定个性化的复查计划，以监测修复体的稳定性和口腔健康状况。

2. 及时处理问题　如果发现补牙材料脱落、牙齿疼痛或不适等症状，应及时就医处理，以免问题加重影响口腔健康。

补牙后的注意事项主要包括饮食调整、口腔卫生、避免过度使用修复体和定期复查等方面。通过遵循这些注意事项，可以确保补牙材料的稳固和口腔的健康。

 补过的牙为什么还会再蛀？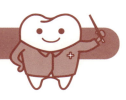

关于"补过的牙还会再蛀"的问题，这确实是一个常见的疑问。补牙是通过使用填充材料来修复牙齿的缺损或龋洞，但并不意味着补过的牙齿就永远不会再次蛀牙。

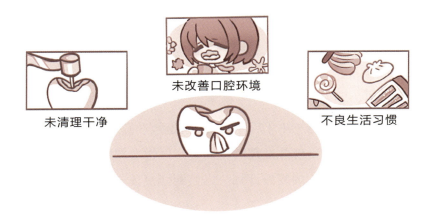

首先，补牙时如果腐坏的部分没有完全清除干净，或者填充材料与牙齿之间出现微渗漏，这些都可能成为细菌再次侵蚀牙齿的通道。随着时间的推移，这些区域可能会再次发生龋坏。

其次，补牙后，如果口腔卫生习惯没有得到改善，如不及时刷牙、漱口，或者刷牙方法不正确，细菌仍然会在口腔内滋生，并对牙齿造成损害。

此外，一些不良的生活习惯，如长期大量摄入含糖食物、饮料，或者频繁进食零食而不及时清洁口腔，也会增加再次蛀牙的风险。

因此，为了避免补过的牙齿再次蛀牙，需要做好以下几点：

- 保持良好的口腔卫生习惯，正确刷牙，使用牙线等清洁工具。

● 注意饮食健康，减少含糖食物和饮料的摄入，并避免频繁进食零食。
● 定期进行口腔检查，及时发现并处理牙齿问题。

如果补过的牙齿出现疼痛、敏感或颜色改变等症状，应及时就医进行检查和治疗。通过综合治疗和良好的口腔维护，我们可以有效地降低补牙后牙齿再次蛀牙的风险。

8 什么是根管治疗？

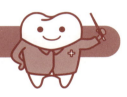

根管治疗是一种针对牙齿内部病变，特别是牙髓感染或坏死所采取的治疗方法，是目前最常用的治疗牙髓病和根尖周病的有效方法。当牙齿深部龋坏、外伤等原因导致牙髓暴露并受到细菌感染，或牙髓自然坏死时，会引起剧烈的疼痛、肿胀甚至牙齿松动。此时，根管治疗通过彻底清除根管内的感染物质和细菌，达到保存患牙、恢复其功能与美观的目的。

一、根管治疗的目的

1. **缓解疼痛** 通过清理牙齿的神经，从根本上解决因牙根感染、牙髓坏死引起的牙齿疼痛问题。

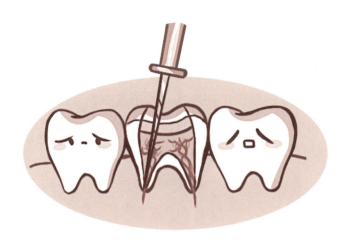

2. 控制感染　利用机械和化学方法彻底清除根管内的感染物质，防止感染扩散至周围组织，并促进根尖周组织的愈合。

3. 保存牙齿　尽可能保留患牙，避免拔牙，使牙齿能够继续行使咀嚼功能，提高患者的生活质量。

二、根管治疗的步骤

1. 明确诊断　确定牙位，拍摄 X 线片了解根管数目、形态及病变程度。

2. 局部麻醉　为确保治疗过程无痛，会对患牙进行局部麻醉。

3. 去除腐质和感染牙髓　使用器械去除牙面上的龋坏组织和原有髓腔内的充填物质，揭开髓室，暴露并拔除感染的牙髓。

4. **根管预备** 对根管进行彻底的清理和预备，去除根管内的感染物质和细菌，形成便利的通道。

5. **根管消毒** 在根管内充填上消毒药物，降低根管感染的复发风险。

6. **根管充填** 用合适的材料（如封闭剂加牙胶）严密充填根管，隔绝根管与根尖周组织的交通，防止再次感染。

7. **牙冠修复** 根据牙齿缺损情况，可能需要做上牙冠，以保护脆弱的牙体组织，恢复牙齿的正常形态与功能。

三、根管治疗的注意事项

1. **密切观察病情** 如有异常疼痛或不适，应及时到医院就诊。

2. **口腔护理** 避免用手、牙签等反复触碰临时材料，以免影响其硬化和稳定性。

3. **饮食调整** 根管治疗后一段时间内，应避免咬硬物或用患侧咀嚼食物，以免暂封材料脱落。

4. **定期复诊** 遵医嘱按时复诊，以确保治疗效果。

9 补完牙牙齿还是会疼，这是什么原因？

补过的牙齿出现疼痛，可能是由多种原因导致的。以下是一些常见的原因及解释。

1. **牙髓炎** 如果补牙时未完全清除病变的牙髓组织，或者补牙后牙髓受到进一步的刺激或感染，可能导致牙髓炎持续存在或发生。牙髓炎的疼痛通常是自发性的，并且可能伴有冷热刺激痛、夜间痛等症状。此时，可能需要进行根管治疗，以彻底清除感染的牙髓组织并缓解疼痛。

2. **继发感染** 补牙后，如果口腔卫生状况不佳，细菌可能侵入牙齿或补牙材料周围，导致继发感染。继发感染可能引发疼痛，因此需要保持良好的口腔卫生、定期进行口腔检查和洁牙。

3. **材料过敏** 部分患者可能对补牙材料产生过敏反应，导致疼痛。此时，可以考虑更换其他类型的补牙材料，并观察疼痛是否缓解。

4. **咬合不适** 补牙后，如果咬合关系调整不当，可能导致牙齿受力不均，从而引起疼痛。通过到医院进行调整，适当调磨补牙材料，恢复正常的咬合关系，可以缓解疼痛。

5. **牙齿敏感** 补牙过程中，牙齿可能会受到机械刺激或化学刺激，导致牙齿敏感。这种敏感可能在补牙后的一段时间内持续存在，通常会逐渐缓解。在此期间，可以使用脱敏牙膏或药物来缓解症状。

6. **充填物过高** 如果补牙后的充填物高于牙面，可能导致咬合时牙齿受到压迫，进而引起疼痛。通过到医院调磨充填物，恢复正常的咬合关系，可以消除疼痛。

7. **牙齿隐裂或折裂** 在某些情况下，补牙后的牙齿可能因为受到外力作用而隐裂或折裂，导致疼痛。这种情况需要根据隐裂或折裂的程度进行相应的治疗，如调整咬合、固定牙齿或拔除患牙等。

8. **操作不当** 补牙过程中如果操作不当，例如未完全去除腐质、未进行必要的垫底处理等，也可能导致补牙后疼痛。这种情况需要重新进行补牙治疗。

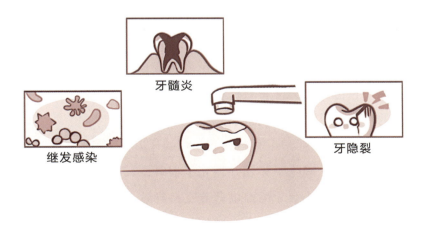

如果在补牙后出现疼痛，可先观察1-2周，在此过程中避免过冷或者过热的食物刺激牙神经。若2周后症状仍未消失甚至加重，就需要到医院就诊，以便得到针对性的诊断和治疗。

10 做过根管治疗的牙为什么会变色、变脆？

做过根管治疗的牙齿可能会发生多种变化，这些变化主要涉及牙齿的结构、功能和外观等。以下是我们对这些变化的详细分析。

1. 牙齿颜色变化　根管治疗后的牙齿可能会逐渐变黑或变暗，失去原有的光泽。这是因为牙齿在根管治疗后失去了牙髓（俗称牙神经）的营养供应，导致牙齿组织无法得到足够的营养支持，从而使得牙齿颜色发生变化。也就是说，如果牙髓不再健康，即使将它保留在牙齿中，也无法发挥营养支持的作用，牙齿也会逐渐变色。

2. 牙齿脆性增加　做过根管治疗的牙齿会变脆而且容易折断。这是由于摘除了牙髓并填充了根管，其内部结构发生了变化，牙髓无法给牙齿提供营养支持导致牙齿的脆性增加；另外，根管治疗的操作也会破坏牙齿结构，抗折能力减弱，

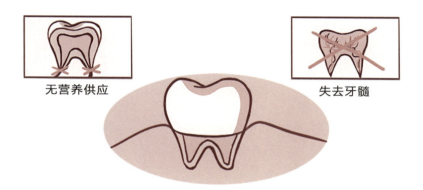

无营养供应　　　　　失去牙髓

使得牙齿更容易发生劈裂或折断。

因此，在根管治疗后，通常建议对牙齿进行冠修复（如烤瓷冠或全瓷冠），只有完成牙冠修复的最终步骤，才能增加牙齿对咬合的承受能力，减少牙齿折断的风险，也能保持牙齿的色泽，维持美观。

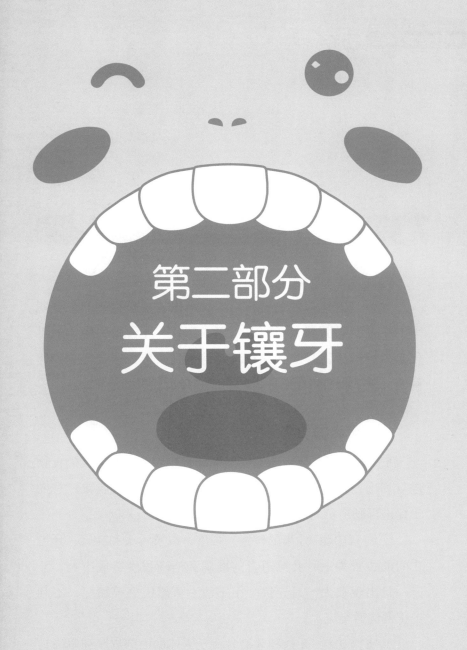

第二部分
关于镶牙

回答你最想了解的口腔问题

 牙齿拔除后不装牙可以吗？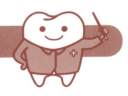

牙齿是人体最硬的器官，不仅承担着咀嚼食物的重要职责，还是我们面部美观的重要组成部分。牙齿缺失影响的不仅是口腔健康，若此状况长时间得不到改善，还会影响身体健康。以下我们将介绍牙齿的功能和牙齿缺失的危害。

一、牙齿的功能

1. 咀嚼功能 牙齿能够将坚硬的食物粉碎，对较大的食物进行切削，使食物能够较为顺畅地通过食管进入肠胃，有助于促进胃肠道负荷的降低及人体的营养物质摄入。

2. 发音功能 牙齿的位置、强度，以及舌头和嘴唇、牙齿之间的位置关系，会对声音的准确和清晰程度造成影响。牙齿一旦出现缺失，易导致吐字不清、言语模糊等情况，不利于正常沟通交流。

3. 支持功能 牙齿和牙槽骨对于人体的面部皮肤和肌肉具

有支持作用，对维持面部的饱满度和对称度有重要作用。故一旦发生牙齿缺损，便会导致面部塌陷、变形等问题的出现，从而会影响面部美观程度。

二、牙齿缺失的危害

1. **消化不良** 牙齿缺失会影响老年人的咀嚼能力，难以嚼碎食物，这可能引起营养不良和消化问题，严重时可能引发胃部不适或胃酸反流等症状。

2. **面部变形** 由于牙齿缺失，面部骨骼和软组织失去支撑，导致面部塌陷，影响外貌和自信心。另外，一侧的牙齿缺失会导致患者频繁偏侧咀嚼食物，而长时间偏侧咀嚼会出现一边脸大、一边脸小的面部不对称现象。

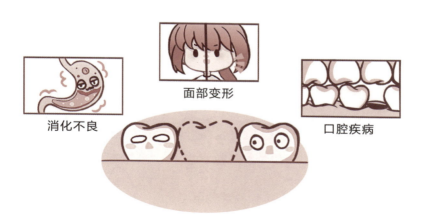

消化不良　　面部变形　　口腔疾病

3. 口腔疾病 牙齿缺失可能引发牙周炎、牙龈炎等口腔问题，这些炎症不仅影响口腔健康，还可能增加心脏病、中风等全身疾病的风险。

常见的假牙有哪几种？如何选择？

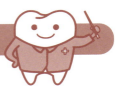

常见假牙类型有固定假牙、活动假牙和种植牙三种，每种假牙都有各自的优缺点。

1. 固定假牙 可以用贴面、嵌体和全冠来修复单颗牙的缺损；用固定桥来修复少量牙齿缺失。

优点：固位稳固，对邻牙和牙周的软组织负担较小，可以有效地恢复咀嚼和发音功能。异物感小，舒适度接近真牙，

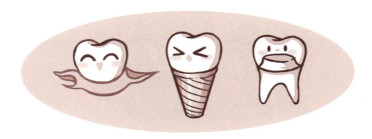

关于镶牙

不需要每天摘取下来清洁，使用方便。如选用全瓷材料，则看上去和天然牙非常相似，美观度更高。

缺点：成本较活动假牙高，在修复时两侧的健康牙齿需要被磨掉一部分，可能需先进行根管治疗。如果用来支撑的牙齿或桥体出现问题，可能需要整体更换，维修成本高。

适应证：两侧有健康牙齿作为支撑，中间缺失一两颗牙齿或数量不多的前牙缺失。

禁忌证：两侧支撑牙齿不健康或牙齿缺失过多，无法提供足够的支撑力。

2. 活动假牙 根据患者缺失牙的数量分为局部假牙和全口假牙，根据使用需要自由取戴的假牙。

优点：成本较低，安装过程简单，对口腔条件的要求不高，易于清洁和维护。

缺点：舒适度及使用的方便程度不如固定假牙，初期可能会有异物感。吃黏性大的食物时假牙容易被粘下来；影响发音；假牙的钩子（卡环）对美观度有一定影响。如果护理不当，可能增加正常牙的龋坏风险。

适应证：多颗牙齿缺失，但仍有足够的健康牙齿可以承托假牙。

禁忌证：剩余健康牙齿无法承托活动假牙，对活动假牙的异物感无法适应的患者。

3. 种植牙 又被称为人类的"第三副牙齿"，是通过在缺牙区域的牙槽骨内植入人工牙根（种植体），再在上面安装假牙来达到固定修复的效果。

优点：美观性、舒适性极高，最接近自然牙。修复时不需要磨掉其他的健康牙齿，在维护良好的情况下可以使用数十年。

缺点：费用高，需通过手术来完成，整个装牙周期较长。种植牙存在一定的手术风险，如感染、种植体失败等，对骨量及黏膜都有一定要求。

适应证：①缺牙区有足够健康牙槽骨及牙龈；②没有活动性牙周病或其他严重的口腔健康问题；③没有严重的全身性疾病，或有基础疾病但控制良好；④不吸烟或戒烟，吸烟会增加感染和植体失败的风险。

禁忌证：①严重的全身性疾病，如未控制的糖尿病、心脏病、自身免疫性疾病等；②没有足够的牙槽骨支撑种植体，且无法通过手术解决；③严重的牙周病；④有放射治疗史；⑤骨骼发育未完全的青少年。

3 活动假牙戴上后为什么会痛？怎么处理？

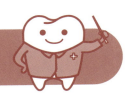

很多患者在戴上活动假牙后，口腔会出现不同程度、周期性的疼痛症状，进而影响假牙的使用，给患者带来身心的

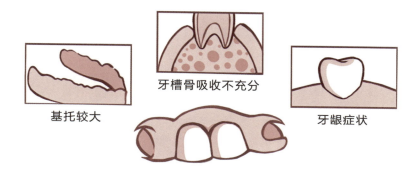

基托较大　　牙槽骨吸收不充分　　牙龈症状

痛苦，影响患者的正常生活。

1. **原因**　引起疼痛的原因有很多方面，如：①全口假牙的基托比较大，刚开始戴的时候，托板边缘会把牙龈、黏膜磨伤甚至出现溃疡，引起疼痛；②牙槽骨吸收不充分，形成骨刺，有骨刺的部位受到假牙压迫而产生疼痛；③如果患者佩戴假牙疼痛周期较长，可能是继发龋引起的牙髓炎所致；④镶牙后就出现了牙龈症状等情况，多数是由牙冠边缘太长、患者口腔不卫生所致；⑤食物嵌入托板下方。

2. **处理**　有些早期的疼痛在假牙使用一段时间后会逐渐消除，有些则需要医生对假牙进行调磨修改。出现疼痛可先尝试暂停使用假牙1周左右，认真做好口腔卫生工作，保持口腔环境清洁健康，观察疼痛有没有改善。如果疼痛没有明显减轻，就需要去医院检查，千万不要自己对假牙进行调改，一旦磨错位置，不但疼痛的问题没有解决，还可能破坏假牙的正常结构，出现新的疼痛或者假牙无法再使用。所以，应当及时就诊，让医生了解情况，结合临床检查给予相应的处理。

 一副活动假牙可以用多久？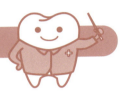

活动假牙戴上后，在一定程度上解决了患者的咀嚼、发音和美观问题，生活质量也随之有所提高，所以患者往往希望这副假牙可以一劳永逸地使用下去。但是，活动假牙也是有使用寿命的，一般在 5 年左右，到时需要复诊，重新更换新的假牙。

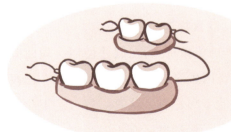

关于镶牙

首先，牙齿缺失后，即使戴假牙，缺牙部位的牙槽骨也会缓慢吸收，造成假牙基托与口腔黏膜不贴合，假牙松动甚至无法佩戴。原本用来固定钩子（卡环）的牙齿也可能发生缺损或者松动等变化，而使假牙无法继续正常使用。

其次，制作假牙的金属材料和树脂在口腔环境中长期使用，特别是因长期遇热及各种化学物质侵蚀会导致假牙变形、磨耗和变色，也可能发生假牙部件的折断和脱落，如果不慎咽下或者误入气管，都会对患者造成严重的后果。

再者，很多人会注重假牙的清洁而往往忽视了自己真牙的维护。真牙与假牙的接触面极易附着牙菌斑，若长时间清洁不到位，就会发生龋坏甚至出现牙周病。原本用来固定钩子（卡环）的牙齿出现缺损或者松动，那么假牙自然无法继续正常使用。

活动假牙的使用寿命与患者的口腔状况、日常护理及使用情况等因素都有密不可分的关系。使用活动假牙要按照医嘱正确摘戴，将假牙放在正确的位置就位后再进行咬合，切勿用直接咬合的方式将假牙就位，否则很可能造成假牙变形、卡环断裂等。另外，建议每隔半年到医院复查一次，由医生对假牙进行必要的调整，同时进行口腔检查，以确保假牙的使用效果，维护口腔组织的健康。

5. 装了假牙后需要注意些什么呢?

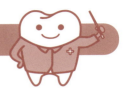

出于功能和美观的需要,镶牙在我们生活中必不可少。为了维护好我们的假牙,延长使用寿命,我们需要根据不同类型的假牙来进行恰当的护理。

1. 活动假牙 其固位力较弱,咀嚼能力较差,应避免食用过黏、过硬、过韧的食物。初戴活动假牙,可能出现讲话不清楚、唾液增多、恶心难受等症状,坚持佩戴一段时间,一般1-2周即可改善。饭后假牙周围容易有食物残渣残留,进食后应取下清洗。睡前应取下假牙,用软毛刷清洗后冷水(切勿用热水、酒精)浸泡保存。正确摘戴假牙,不可强力牵拉,防止卡环变形。在假牙佩戴后若有过度松动、咬合不良等情况,请勿自行调改,应及时复诊。如果出现黏膜损伤,也应及时复诊,并于复诊前3小时戴上假牙,便于医生找到压痛点。另外,活动假牙使用数年后应进行修整或重新制作,勉强使用可能损伤口腔软硬组织。

2. 固定假牙 全冠和固定桥是依靠黏接剂来固定的,黏接剂的完全固化需要2-4小时,在此期间要避免食用过硬、过黏的食物,同时尽量用另一侧牙齿进食;在假牙和牙齿的接合处容易聚集菌斑,应注意清洁牙缝间,可以使用牙线或者牙间隙刷进行清洁;在戴假牙的初期要缓慢进食,防止咬伤颊舌，可能会在吃冷、热食物后出现轻微不适，一般3-4天可以缓解。此外，要避免用假牙去啃咬坚硬物。如果出现崩瓷、折裂或假牙脱落等现象，应妥善保存假牙并及时找医生复诊。

3. 种植牙 使用过程中应避免吃过硬的食物，比如吃螃蟹、啃鸡爪、咬核桃、长期嗑瓜子等，以防止种植牙受力过大，同时存在使上部牙冠崩瓷的可能。种植牙本身不会变成蛀牙，主要的敌人是牙周疾病。牙周细菌导致种植牙周围的骨骼变薄，加之其他牙齿患上牙周病，会缩短种植牙的寿命。香烟是种植牙的"死敌"，会引起牙周炎等口腔问题。所以，做完种植牙一定要减少吸烟，最好戒烟。种植牙周围的卫生清洁尤为重要，要勤漱口刷牙，种植牙周围宜采用软毛刷清洁，同时可以配合牙间隙刷、牙线达到良好的清洁效果。最后要定期复诊检查种植体周围情况。

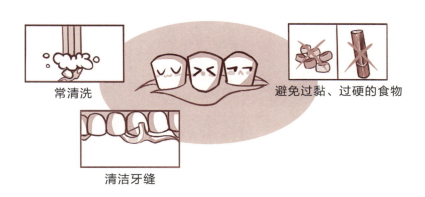

常清洗

避免过黏、过硬的食物

清洁牙缝

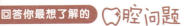

6 装活动假牙一共需要去医院几次?

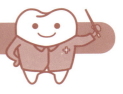

活动假牙的安装过程分为两期。

1. 前期准备 包括拔去无法保留的牙齿、治疗牙体牙周及黏膜疾病、处理牙槽骨突等。如果是装全口假牙,就需要在口腔内最后一颗牙被拔除或脱落后3个月才可以开始制作。

2. 装牙期 活动假牙制作完成一般需要复诊4-5次,每次间隔7-10天。整个修复流程包括:第一步取模,制作口腔内的模型;第二步测颌,确定颌位关系和咬合位置;第三步排牙,在模型上排假牙并给患者试戴;第四步戴牙,假牙制作完成后戴入口内并进行调改。

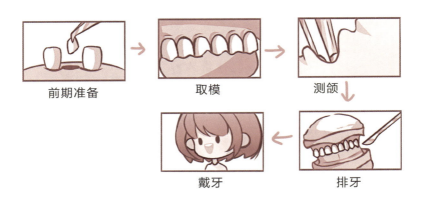

关于镶牙

根据口内缺牙数目和位置，以及假牙种类的不同，调整步骤和次数也会不尽相同。假牙初使用时，患者可能出现疼痛、恶心、咀嚼困难、发音障碍、摘戴困难、食物嵌塞等情况，还需要到医院进行复诊，再次修改，直至满意。如患者在复诊前能尽量多佩戴一段时间假牙，就能便于医生更精准地找出需要修改的部位，这样也可以减少复诊次数。

 活动假牙取戴麻烦，干脆一直戴着不摘，可以吗？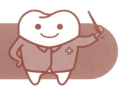

不可以！

很多人会嫌活动假牙的摘戴麻烦，抑或者怕取下后容易丢失，所以会把活动假牙当固定假牙使用，在口内长时间佩戴。活动假牙不是固定假牙，它与牙龈、黏膜衔接的缝隙很容易残留食物，必须每次进食后取下来清洁。

长时间的不摘假牙容易造成口腔内牙菌斑和病菌的形成，在某些特定的情况下，潜在的病菌可能定植于假牙上。有研究表明，念珠菌可能在高达60%的假牙佩戴人群中引起义齿性口炎。而附着在假牙上的其他病原菌也有可能向下通过口咽部进入呼吸系统，从而引起细菌性肺炎。因此，长期不摘活动假牙可导致其他牙齿的龋坏、牙槽骨吸收、牙周

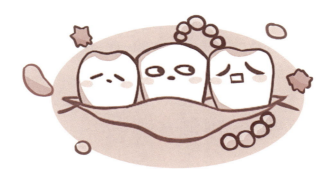

病、口腔溃疡、口臭等情况，引发牙齿、口腔黏膜甚至是全身的疾病，也影响假牙的使用。另外，睡觉时不摘活动假牙，有误吞的风险，可能堵塞气管引起窒息；假牙上的金属卡环也可能在食管或胃内造成梗阻、出血、穿孔，引发严重的后果。

使用活动假牙，千万不要怕麻烦，要做到：①每次进食后及时取下进行清洁，如有顽固污渍可用软毛刷蘸取假牙浸泡液（不要用牙膏）轻轻刷洗；②可以随身携带一个装假牙的小容器，遇到需要将假牙临时取下的情况，可将假牙放入容器中，以防丢失；③晚上睡觉时要将假牙取下，清洗干净后浸泡在清水中，第二天需要佩戴时取出便可。如果误吞假牙，不可采取手抠的方式，这样会使假牙越抠越深，最后导致假牙上的卡环卡到胃壁上。因此，一旦出现误吞假牙后，应立即到医院就诊。

8. 拔牙后立刻就能装假牙吗？

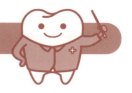

牙齿拔掉后吃东西会有一定影响，尤其是全口牙缺失的患者，希望可以尽快装上假牙。那么拔牙后到底多久可以装假牙呢？一般拔牙后至少要 3 个月才可以开始装假牙。因为牙槽窝的愈合、感染的控制等都可能影响假牙的设计和镶牙的效果。

1. **牙槽窝的愈合** 拔牙后留下的那个洞，就叫牙槽窝。牙槽窝的愈合大概需要 3 个月，具体的时间因人而异。对于糖尿病、高血压、高血脂、营养不良等疾病的患者而言，由于组织修复能力减弱，局部愈合缓慢，可能需要 4–5 个月，甚至更长的时间才能达到完全愈合。拔牙后十几天牙槽窝的牙龈创口就能变得平整，虽然看得见的窗口是关上了，但在看不见的牙龈下面，牙槽窝里还在长骨头，此时的牙槽骨没有定型，不能负重，如果过早装牙会导致牙床与假牙不贴合、疼痛、黏膜溃疡、假牙撬动等，如果是种植牙则会导致植体失败。

2. **感染的控制** 拔牙作为一个有创的操作，可能会引起拔牙创口感染，尤其是拔牙之前牙齿本身就有感染或者是拔牙后患者没有护理好拔牙伤口，以及做过放疗的患者，在拔牙术后都可能出现感染，可能导致软组织愈合延迟，如果术后立刻装牙，有碍感染的控制，也会影响假牙的安装和效果。针对此类情况，应该根据医嘱先使用抗生素治疗感染，待感染得到控制，牙槽窝愈合后再行假牙修复。

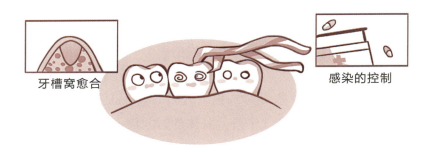

牙槽窝愈合　　　　　　　　　　　感染的控制

9. 装假牙后吃饭能跟真牙一样吗？

假牙吃饭与真牙相比，还是存在一定的差异，主要体现在以下几个方面。

1. 咀嚼能力

真牙：真牙的咀嚼功能是比较强的，能够轻松咀嚼各种软硬食物，并且在使用过程中不会感到疼痛或无力。

假牙：假牙的咀嚼功能一般都会受到影响，尤其是活动假牙，有统计表明，活动假牙的咀嚼功能只能恢复到真牙的一半左右。患者可能无法咀嚼一些比较硬的食物，或者在咀嚼时会感觉用不上劲，只能恢复部分咀嚼功能。这是因为假牙的固定方式和真牙不同，导致它们无法像真牙一样自然地活动和受力。

2. 使用感受

真牙：真牙是自体生长的，与牙根神经相连，能够感知食物的口感和温度，使用起来更加自然和舒适。

假牙：假牙虽然可以模拟真牙的外观和功能，但无法像真牙一样进行新陈代谢、自我修复，也无法感知食物的口感和温度。此外，部分患者在使用假牙时会感到异物感明显，需要一段时间来适应。

3. 维护与保养

真牙：真牙需要通过日常的刷牙、使用牙线等方式进行清洁和保养，以保持口腔健康和预防牙病。

假牙：假牙同样需要清洁和保养，但方式可能有所不同。例如，活动假牙需要定期取下进行清洁，而固定假牙则需要注意刷牙时的力度和角度，以避免对假牙造成损伤。

4. 使用寿命

真牙：真牙的使用寿命相对较长，只要保持良好的口腔卫生习惯和饮食习惯，一般可以伴随人一生。

假牙：假牙的使用寿命则取决于多种因素，如材料质量、制作工艺、使用方式等。一般来说,假牙需要定期更换或进行维修,以确保其正常使用和效果。

综上所述,假牙吃饭与真牙相比确实存在一定的差异。然而,随着医疗技术的不断进步和假牙制作材料的不断改进,现代假牙已经能够在很大程度上模拟真牙的功能和外观,为患者提供良好的使用体验。在选择假牙时,患者应根据自身口腔情况和需求选择适合的假牙类型,并在医生的指导下进行正确的使用和保养。

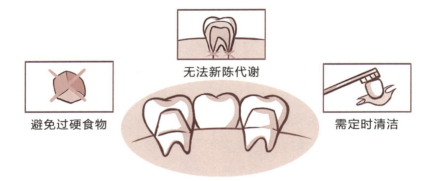

关于镶牙

 戴着假牙可以做影像学检查吗？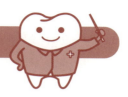

戴着假牙是否可以做影像学检查，主要取决于假牙的材质。

1. 非金属假牙（如全瓷牙、树脂牙） 一般情况下，非金属假牙不会对 CT 和磁共振等影像学检查产生影响，因此可以戴着进行检查。

2. 金属假牙（如金属烤瓷牙）

CT 检查：金属假牙在做颌面部 CT 检查时可能出现金属伪影，影响检查结果的准确性。因此，在做颌面部 CT 检查时，建议将金属假牙拆除。

磁共振检查：金属假牙对磁共振检查的影响较大，可能导致检查结果不准确、假牙移位、头颅影像模糊、破坏磁场及窒息的风险。因此，在做磁共振检查之前，应将金属假牙摘除。

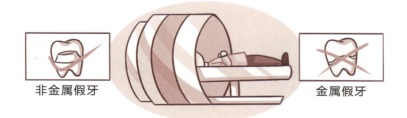

综上所述，戴着非金属假牙一般可以进行影像学检查，而戴着金属假牙则可能需要根据具体检查类型和检查部位来决定是否需要摘除假牙。在进行影像学检查前，建议咨询医生或放射科技术人员，以获取更具体的建议。

11 镶牙后有什么需要注意的？

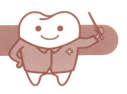

一、饮食建议

1. **初期饮食调整** 镶牙后的初期（一般为 24 小时至半个月内），应尽量避免吃过硬、过热、过冷、过酸、过甜等刺激性食物，以及黏性食物，如年糕、口香糖等。这些食物可能会对刚镶的牙齿造成刺激或损害，影响镶牙的稳定性和效果。此时，建议选择流质或半流质食物，如稀饭、面条、粥等，这些食物不仅易于咀嚼和消化，还能减轻对镶牙的负担。

2. **逐渐过渡** 随着时间的推移，如果镶牙部位没有明显的不适感，可以逐渐过渡到正常饮食。但在这个过程中，仍然需要避免长期食用过于坚硬的食物，如骨头、坚果等，以免对镶牙造成损伤。

3. **食物制作** 在烹饪食物时，可以尽量将食物做得软烂一

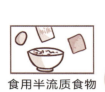
食用半流质食物

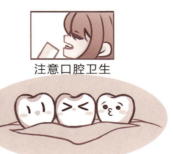
注意口腔卫生

定期复查

些,这样既能减轻牙齿的负担,又有利于胃肠道的消化吸收。

二、口腔卫生

1. **镶牙与漱口** 镶牙后要注意口腔卫生,每天至少刷牙两次,并使用牙线或漱口水清洁牙缝和镶牙处,避免食物残渣滞留在口腔中,引发口腔疾病。

2. **避免刺激** 镶牙后的一段时间内,要避免吸烟、喝酒等刺激性行为,以免影响镶牙部位的愈合和恢复。

三、注意事项

1. **保护镶牙** 镶牙后要避免剧烈运动或受到外力撞击,以免导致镶牙松动或脱落。如果需要进行体育活动或可能受到外力影响的活动,最好提前做好防护措施。

2. **定期复查** 镶牙后要定期到医院进行复查,以确保镶牙的稳定性和口腔健康。复查时间可以根据医生的建议和自身情况来确定，一般为半年或一年左右一次。

四、特殊情况处理

如果镶牙后出现疼痛、酸胀等不适感，或者镶牙部位出现松动、脱落等情况，应及时就医处理。医生会根据具体情况给出相应的治疗方案和建议。

总之，镶牙后吃饭需要注意饮食调整、口腔卫生和避免刺激等方面的问题。只有做好这些方面的工作，才能确保镶牙的稳定性和口腔健康。

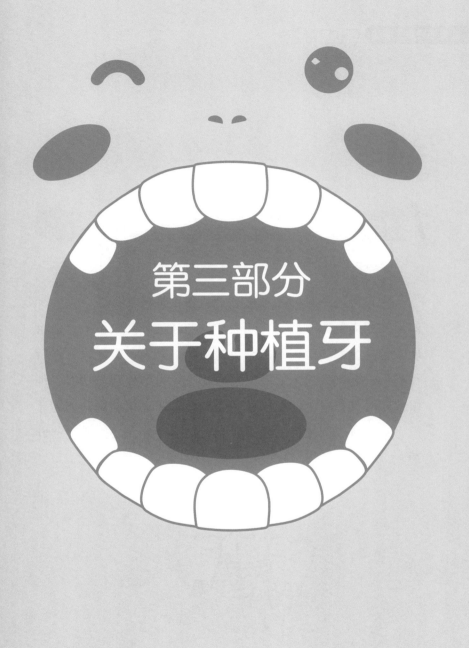

第三部分
关于种植牙

1 什么是种植牙？

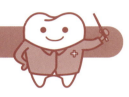

在口腔医学领域，种植牙被称作"种植义齿"，是一种前沿的牙齿复原方法，在缺失牙齿的牙槽骨部位植入人造材质（包括金属、陶瓷等）制成的植体，充当人工牙根，然后在其上安装支架与牙冠，以复原缺失牙齿的外观与功能。种植牙同时具备卓越的稳固性和美观度，并且精准避开邻近牙齿，减少对周围牙齿的损害，无疑是弥补牙齿缺失的优选方案。

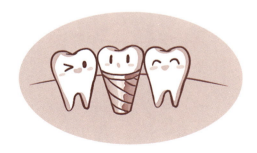

关于种植牙

2 种植牙的优点有哪些?

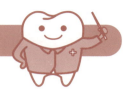

  1. **咀嚼力强** 种植牙的咬合效能显著超越一般假牙,能最大程度地复原口腔机能,使患者得以尽情品味佳肴。

  2. **美观自然** 种植牙在外形上与天然牙齿极为相像,不仅维持了口腔的美观与和谐,还显著增强了患者的自尊心与信心。

  3. **稳定性好** 种植牙具有良好的稳定性和固定性,能够减少牙齿松动的可能性,提高使用舒适度。

  4. **使用寿命长** 种植牙的使用寿命通常超过40年,在保护良好的情况下甚至可以终身使用。

  5. **减少并发症** 种植牙手术相对简单,不会对周围牙齿和骨组织造成损伤,减少了传统牙齿修复可能出现的并发症。

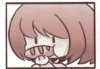   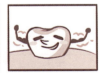

咀嚼力强　　　　美观自然　　　　稳定性好　　　　使用寿命长

3 种植牙的适应证是什么？适合哪些人群？

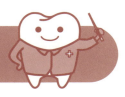

种植牙适用于各类牙齿缺失情形，涵盖单一牙齿缺失、多颗牙齿连续缺失及全口无牙状况。针对传统假牙修复失效或效能欠佳的情形，如遭遇牙槽骨退化或是颌骨损伤等问题，种植牙提供了一种优越的解决方案。

种植牙适合以下人群：

- 牙齿缺失但牙槽骨条件良好的患者。
- 口腔健康状况良好，无严重口腔疾病的患者。
- 愿意并能够接受种植牙手术及术后维护的患者。

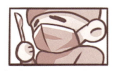

愿意接受手术与术后维护

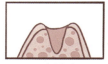

牙齿缺失
牙槽骨良好

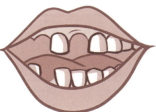

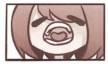

口腔健康良好

关于种植牙

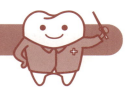

4 种植牙材料有哪些?

在种植牙技术领域,使用的材料扮演着核心角色,对于确保种植牙的稳固性与持久效用至关重要。

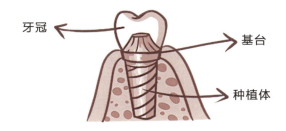

牙冠　基台　种植体

一、种植体材料

1. 金属材料类

纯钛:纯钛是目前最广泛采用的种植体材料,展现出优越的生物兼容性及抗腐蚀性能,能与邻近骨骼组织建立起稳固的骨整合关系。纯钛材质因其卓越的强度及对人体的低刺激性,成为实施种植牙手术的优选材料。

钛合金:钛合金是在纯钛的基础上加入其他金属元素(如铝、钒、锆等)制成的合金材料。钛合金同样具有优异的生物相容性和耐腐蚀性，并且价格相对纯钛更为亲民，因此也是常用的种植体材料之一。

锆合金：锆合金是近年来新兴的一类种植体材料，具有更高的强度和更好的美观性。它不仅能够与周围骨组织紧密结合，还能提供更为自然的外观效果。

2. **陶瓷材料类** 陶瓷材料在种植牙领域主要应用于制造人造牙冠。典型的陶瓷材质涉及氧化锆陶瓷与全瓷制品。此类材料展现出优越的视觉效果、生物学兼容性与抗腐蚀性能，足以模仿天然牙齿的形态与效能。

3. **碳素材料** 碳素类材料如玻璃碳、低温各向同性碳等，在人体内具有较高的稳定性，一般不会在口腔中发生生物降解。然而，由于其应用相对较少，因此并不是主流的种植体材料。

4. **高分子聚合物材料类** 高分子聚合材料如丙烯酸酯类、聚四氟乙烯类等，虽然化学结构与人体化学结构相近，但较易在口腔中发生生物降解，因此较少用于种植体材料。

5. **复合材料类** 复合材料涉及融合多种材质，旨在集各家之长。例如，通过整合金属与陶瓷材质，旨在强化植入物的耐用性和视觉效果。

二、牙冠材料

牙冠在种植牙体系中扮演核心角色，旨在重建缺失牙齿的视觉与实用性能。常见的牙冠材料包括：

1. 金属烤瓷牙冠 由金属基材与陶瓷层构成，展现出优越的韧性和持久性。然而，金属基底可能对美观性及磁共振检查造成影响。

2 贵金属烤瓷牙冠 使用贵金属作为基底材料，具有更好的生物相容性和美观性。但价格相对较高。

3. 全瓷牙冠 完全由陶瓷材料制成，具有出色的美观性和生物相容性。全瓷牙冠的色泽和质感接近天然牙齿，且不会对磁共振检查造成影响。然而，其价格较高且可能较为脆弱。

三、其他辅助材料

在种植牙过程中，还可能使用到一些辅助材料，如骨膜、骨粉、覆盖螺丝、取模柱和替代体等。这些材料主要用于增加牙槽骨的宽度和高度、促进骨结合、封闭种植体颈部，以及协助制取清晰的印模等。

综上所述，种植牙材料种类繁多，各有优缺点。在选择种植牙材料时，应根据患者的口腔状况、美观要求、经济能力，以及种植医师的专业建议进行综合考虑。

5 种植牙会影响磁共振检查吗?

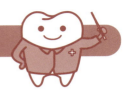

种植体材料在多数情况下不会影响磁共振的结果。种植体通常是由纯钛或钛合金制成的。由于纯钛和钛合金都是非磁性材料,它们在磁场中不会产生磁化现象,因此不会干扰磁共振的磁场,也不会影响磁共振的成像结果。在实际临床中,使用纯钛或钛合金种植体的患者在进行磁共振检查时,图像质量通常不会受到显著影响,医生可以清晰地观察到目标区域的解剖结构和病变情况。

虽然种植体材料本身对磁共振的影响较小,但需要注意的是,种植体上方的牙冠材料选择可能会影响磁共振的结果。例如,金属烤瓷牙冠内层含有金属,这可能会导致磁共振图像中的伪影或干扰,从而影响结果的准确性。而全瓷牙冠不含金属成分,通常不会对核磁共振产生影响。

因此,在进行磁共振检查前,患者应如实告知医生自己的种植牙情况,包括种植体和牙冠的材料等。这样医生可以

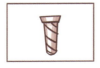
无明显干扰

非磁材料

牙冠选择

告知医生

根据具体情况进行评估，并与影像科医生沟通，以确定最佳的检查方案和扫描参数，尽量减少种植牙对成像的影响。

如果患者的种植牙可能会对磁共振成像产生轻微影响，医生通常会根据具体情况进行判断，并决定是否需要在检查前取下牙冠或采取其他措施。

6 种植牙的步骤是什么？

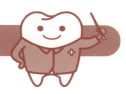

1. **口腔检查** 在启动种植牙治疗之前，种植医生会进行全面的口腔评估，涵盖 X 线和 CT 等影像学检查，旨在深入掌握患者的口腔状态。

2. **制定方案** 基于患者口腔特征，种植医生将定制专属的治疗策略。

3. **植入种植体** 在实施局部麻醉后，种植医生会在缺失牙齿的颌骨部位开凿一孔，并置入人造种植体。植入物通常需经历 3-6 个月与邻近骨质的骨结合期。

口腔检查　制定方案　植入种植体　安装基台　佩戴牙冠

4. 安装基台 骨结合期结束后，种植医生会在种植体上安装愈合基台，待软组织成形后换上永久基台。

5. 佩戴牙冠 通过取模、比色等步骤，为患者制作专属的牙冠，并安装在人工牙根上，完成修复。

种植牙手术有风险吗？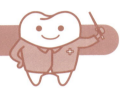

任何手术都存在一定的风险，种植牙手术也不例外。但种植牙手术属于微创手术，风险相对较低，常见的风险包括感染、出血、种植体松动或脱落等。选择正规的口腔医院和有经验的专业医生进行手术，可以大大降低手术风险。

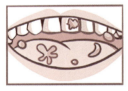　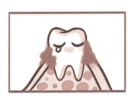　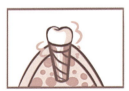

感染　　　　　　出血　　　　　　种植体松动

关于种植牙

种植牙术后的注意事项有哪些？
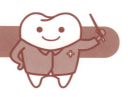

1. 保持口腔卫生 种植牙术后要保持口腔卫生，定期刷牙、漱口，使用专门的清洁工具（如牙线等）清除口腔内的食物残渣和细菌。

2. 适当忌口 在进行植入手术后，应采取合理的饮食禁忌，防止摄取刺激性食物可能导致的局部发炎，从而对植入手术的伤口恢复构成不利影响。种植手术后2小时可以进食，但不要用手术一侧咀嚼。一般以半流质饮食或软食为宜，饮食需要清淡温热，不能吃辛辣刺激、过热、过硬的食物（如麻辣小龙虾、火锅、烧烤、油炸、腌制的食品等）。吸烟的患者在种植手术后应停止吸烟，因为吸烟不仅会造成创口出血，还可能使口腔形成负压，将种植窝内的血凝块带出，会严重影响创口愈合。此外，术后还需要避免饮酒，饮酒也会加重创口出血影响愈合。

3. 避免剧烈运动 由于剧烈运动可能会引起种植手术后创口出血增多，导致创口肿痛反应增大，还可能引起缝线崩裂造成创口开裂而延长愈合或者不愈合，因此在常规种植手术后3-5天禁止剧烈运动（如短跑、球类运动等）。若是做了较复杂的手术类型，医生会建议患者术后2周内禁止剧烈运动。例如，行上颌窦底提升术等骨增量术的患者，种植体初期稳定性相对较差，过早进行剧烈运动，会导致种植体脱落、人工骨粉移位等不良后果，增加种植牙与周围牙槽骨形成稳定骨结合的难度。虽然游泳不是剧烈运动，但泳池的水可能含有大量细菌，在游泳过程中会不断进入口腔、鼻腔，给种植手术区域带来潜在的感染风险。建议喜欢运动的患者可以选择走路、慢跑、瑜伽等运动量不大的项目，比较安全。

4. 定期复查 在医生的指导下定期复查，了解种植牙的使用情况，及时发现并处理可能出现的问题。

保持口腔卫生

适当忌口

避免剧烈运动

定期复查

 种植牙的牙冠安装有哪几步？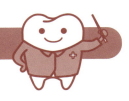

一般情况下，种植体植入手术 3 个月后就可以进行牙冠制作。牙冠制作可分为二期手术、取模和戴牙三个步骤。

如果种植体植入手术采用的是埋入式，也就是手术后在口内看不到愈合帽，需要在牙根长牢后先做一个小手术，将牙龈切开装上愈合帽，待牙龈愈合之后再进行下一步操作，

关于种植牙

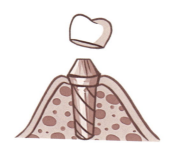

这个小手术就叫二期手术。如果种植体植入手术采用的是非埋入式,也就是手术后可以在口内看到一个金属愈合帽,那么手术3个月后就可省掉二期手术直接取模。

取模就是把种植体的位置和咬合关系复制到模型上,然后口腔技师用其制作假牙的牙冠。取模方法可分为闭口式取模、开口式取模、数字化取模、个性化托盘取模等。取模后,义齿加工厂的技师会根据模型制作假牙,完成牙冠后交给医生进行戴牙。

戴牙就是取出金属愈合帽,试戴牙冠并进行调改,合适后将牙冠固定在种植体(人工牙根)上。有时,为了确保种植牙的功能和美观,医生可能会要求戴牙前先试戴塑料临时假牙。此外,如果做的是全口或半口种植,牙冠的制作和安装步骤会与上述步骤略有不同。需要先进行针对患者个人咬合关系的个性化取模,更精确地确定上下颌牙齿的咬合关系后,制作塑料临时假牙,然后在患者口内试戴塑料临时假牙,看看有什么地方需要修改。接下来,按照塑料临时假牙的模型最终完成牙冠,并让患者试戴,这样做出来的种植牙更精准、舒适。

10 种植牙的使用寿命是多久?

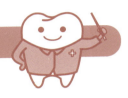

种植牙的使用寿命受多种因素影响,包括患者自身的口腔状况、种植医生的技术水平、种植材料的质量及患者的日常维护等。通常而言,种植牙的耐用年限可长达数十年,有时甚至能与天然牙齿相提并论。然而应着重指出,尽管种植牙具有持久性,患者依然需要按时进行口腔健康检查与保养措施。

种植牙作为一种先进的牙齿修复技术,具有诸多优点和广泛的应用前景。通过科学的手术方案和细致的术后护理,种植牙能够为患者带来持久、舒适的使用体验。如果大家有牙齿缺失的困扰,不妨考虑种植牙这一选择。

患者自身口腔问题

种植医生技术

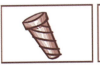

种植材料质量

患者的维护

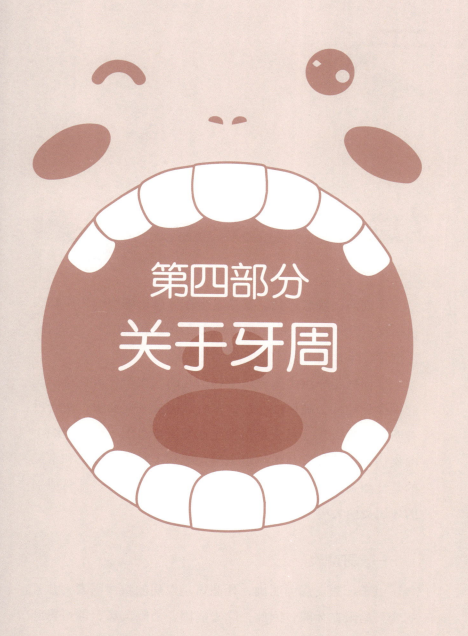

第四部分
关于牙周

1 牙周病，你了解多少？

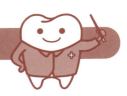

牙周病，顾名思义，就是发生在牙齿周围组织的疾病，包括仅累及牙龈组织的牙龈病和波及深层牙周组织（牙周膜、牙槽骨、牙骨质）的牙周炎两大类。

牙周病是一组由菌斑微生物引起的发生于牙齿支持组织的慢性炎症性、破坏性疾病，多由牙龈炎发展而来，两者没有明显分界线。牙周炎是指发生在牙支持组织（牙周组织）的疾病，包括仅累及牙龈组织的牙龈病（其中最多发和常见的是牙龈炎）和波及深层组织（牙周膜、牙槽骨、牙骨质）的牙周炎两大类。

一、牙龈炎

由于牙龈炎病因明确，牙菌斑是发病的致病因素，并且病变只局限在牙龈，因此，除去病因，消除菌斑，即可得到明显效果。

病情轻者，通常采用洗牙清除牙结石，控制菌斑。如发生牙龈增生，则需切除部分牙龈，恢复牙龈生理外形。

通过治疗，牙龈炎症消除和牙龈形态恢复后，为保持和巩固疗效，要坚持定期做口腔护理，每天认真刷牙，养成良好的口腔卫生习惯。牙龈炎如果不治疗，任由其继续发展，细菌会侵犯深部牙周组织，发展为牙周炎。

二、牙周炎

症状1 牙龈红肿出血

牙周炎主要表现为牙龈红肿、出血，不仅在刷牙时出血，有时在说话或咬硬物时也要出血，有时可自发出血。

牙龈颜色暗红，由于水肿显得比较光亮。健康的牙龈，即使用力刷牙或轻探龈沟均不引起出血。

在初期和早期龈炎阶段，轻探龈沟即可出血。它比牙龈颜色的改变出现得早些，而且也较可观。故探诊出血，可作为诊断牙龈有无炎症的重要手段。

症状2 牙周袋形成

在正常情况下，健康牙龈的龈沟深度不超过2毫米，超过2毫米则为牙周袋。牙周袋的形成，说明炎症已从牙龈发展到牙周组织，使较深层的牙周组织感染，慢性破坏，脓性分泌物可以从牙周袋溢出。

早期牙周炎不会导致牙齿松动,只有在慢性破坏性炎症发展到一定的程度,牙周组织支持力量较大程度减弱时,才会导致牙齿松动。

症状 3 牙龈萎缩

牙龈萎缩也是牙周炎的症状之一,但患者常不易察觉。由于长时间受大量牙结石的压迫,刺激牙龈,龈缘外形出现水平式的退缩。至于老年性的牙周组织退缩,一般属于正常的生理退缩。

因牙周组织本身的退缩和牙齿的磨耗导致牙齿继续萌出,形成牙根面的暴露,而牙根面暴露后会出现对冷、热、酸、甜或机械性刺激的敏感表现。

 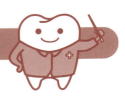

为什么会发生牙周病?

牙周病的基本病因分为局部因素和全身因素。

一、局部因素

1. 牙菌斑 牙菌斑主要由黏附于牙齿表面的细菌、细胞间物质、脱落上皮细胞和食物残渣等组成，是牙周炎最主要的局部因素。

2. **牙结石** 牙结石是沉积于牙齿表面的已钙化的菌斑及沉积物，形成后不能以刷牙的方法去除，牙结石对牙周组织的主要危害来自表面堆积的菌斑，牙结石是牙周炎发展的一个主要因素。

3. **创伤性咬合** 因咬合力过大或方向异常致使牙周组织发生咬合损伤，包括咬合时的早接触、夜间磨牙等可加重牙周炎的进展。

4. **食物嵌塞** 主要指食物嵌塞在2个牙的牙缝内，它是导致局部牙周组织炎症的常见原因之一，同时也可加重牙周组织已存在的病理变化。

二、全身因素

1. **全身系统性疾病的影响** 系统性疾病会增加牙周炎的风险，并影响牙周治疗的效果，如血液疾病与牙周的关系极为密切。白血病患者常出现牙龈肿胀、溃疡、自发性出血等症状；糖尿病患者易受细菌感染，牙周炎是糖尿病的并发症之一。

2. **遗传因素** 遗传因素是侵袭性牙周炎和重度牙周炎的主要决定因素之一，某些遗传因素会增加宿主对牙周病的易感性。

3. **吸烟** 吸烟是牙周炎发生与发展的重要危险因素。从成人牙周炎患者的治疗效果看，不吸烟患者好于吸烟患者。因为吸烟会影响局部血液循环及体液细胞免疫过程，尤其是它会削弱口腔中性粒细胞的吞噬功能，从而影响牙周创口的愈合。

牙周病是人类最常见的口腔疾病之一，是引起成年人牙齿丧失的首位原因，不但会引起牙龈出血、牙齿松动脱落，还会危害我们的全身健康。

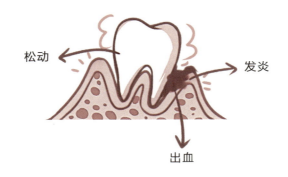

 牙周病如何预防？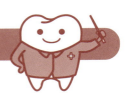

1. 良好的口腔卫生习惯

科学刷牙：采用正确的刷牙方法，如巴氏刷牙法，早晚各1次，每次至少3分钟；使用软毛牙刷和含氟牙膏，确保清洁到每个牙齿的表面和牙缝。

使用牙线和牙间隙刷：每天至少使用1次牙线或牙间隙刷，清除牙齿间的食物残渣和牙菌斑。

漱口：使用抗菌漱口水可以帮助减少口腔细菌。

2. 定期口腔检查与洗牙

定期口腔检查：定期进行口腔健康检查，及时发现并处理牙周问题。

定期洗牙：建议每半年至1年到专业口腔医院进行洗牙，彻底清除牙结石和牙菌斑。

3. 健康的生活习惯

均衡饮食：多吃富含纤维的耐嚼食物，如蔬菜、水果，减少含糖食品的摄入。

戒烟限酒：吸烟和过量饮酒都会增加患牙周病的风险。

控制慢性病：如糖尿病等慢性疾病管理不当会影响牙周健康，需积极控制。

4. 注意牙周病的早期信号

牙龈出血、红肿、疼痛、口臭等都是牙周病的早期信号，一旦发现应及时就医。

4. 牙周病的治疗与护理有哪些？

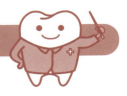

牙周病的治疗通常包括基础治疗、手术治疗和维护治疗三个阶段。

1. 基础治疗

洁治与刮治：通过超声波洁治和龈下刮治术去除牙菌斑和牙结石，平整根面，消除局部刺激因素。

药物治疗：局部或全身使用抗生素，如头孢类和硝基咪唑类，帮助控制感染。

2. 手术治疗

牙周翻瓣术：对于牙周袋较深、病情较重的患者，需要进行牙周翻瓣术，直观下清除深部牙菌斑和牙结石，必要时修整牙槽骨。

引导组织再生术：通过放置物理屏障，诱导牙周组织再生，形成新的牙周附着。

3. 维护治疗

定期复查：治疗后需定期回诊，监测病情进展，及时处理复发问题。

保持口腔卫生：继续保持良好的口腔卫生习惯，防止病情复发。

4. 日常护理

- 适当进行体育锻炼，提高机体免疫力，从而增强牙周抗菌力。
- 劳逸结合，缓解压力，保持良好身心健康，注意饮食均衡。
- 改变个人不良习惯，采取正确的刷牙方法。
- 定期做口腔检查。维护口腔健康。

总之，牙周病是一种常见的口腔疾病，但通过科学的预防和及时的治疗，我们可以有效控制和治愈它。保持良好的口腔卫生习惯，定期进行口腔检查与清洁，注意健康的生活方式，是预防牙周病的关键。一旦发现牙周病的早期症状，应及时就医，接受专业的治疗。通过综合治疗和日常维护，我们可以保护牙齿和牙周组织的健康，提升整体生活质量。

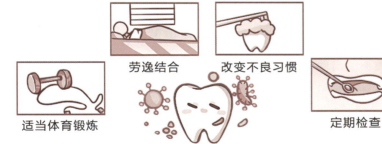

5 牙龈炎和牙周炎哪个更严重？

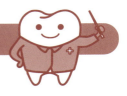

最近刷牙出血，这是得了牙周炎，还是得了牙龈炎？牙周炎和牙龈炎是一回事吗？还是叫法不同？

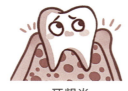
牙龈炎

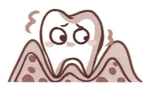
牙周炎

牙龈炎和牙周炎的区别如下：

- 牙龈炎仅仅是龈组织的炎症，出现红肿、点斑消失；牙周炎不仅出现牙龈的炎症，还包括整个牙周组织的炎症。
- 牙龈炎没有骨的破坏，所以X线片上没有骨吸收的情况；牙周炎X线片上可见牙槽嵴的高度降低，呈水平型吸收，也可出现近牙根面的牙槽骨吸收，呈垂直或角形骨吸收，这种骨的吸收，临床上表现为骨下袋。
- 牙龈炎不会导致牙齿松动，而牙周炎后期可出现牙齿移位和松动。

- 牙龈炎虽然由于牙龈红肿，可使龈沟加深，但牙龈炎不会形成牙周袋。而牙周炎由于牙龈纤维变性破坏、结合上皮向根方增殖而形成牙周袋。

温馨提示：务必重视口腔健康，如有刷牙出血等早期症状时，应及时治疗，不要等到发展为牙周炎，造成牙槽骨不可逆的吸收时才去治疗，为时已晚。

牙周炎如何治疗？

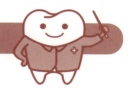

牙周炎通过基础治疗、药物治疗、手术治疗、修复治疗和生活习惯调整等多种手段的综合应用，可以有效控制牙周炎的发展，保护患者的口腔健康。

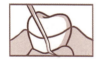   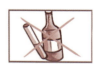

基础治疗　　药物治疗　　手术治疗　　生活习惯调整

一、基础治疗

基础治疗是牙周炎治疗的第一步，也是最重要的一步。它主要包括以下几个方面：

1. 口腔卫生宣教 医生会对患者进行口腔卫生知识的宣教，指导患者掌握正确的刷牙方法，如巴氏刷牙法，每天至少刷牙 2 次，每次不少于 3 分钟。同时，推荐使用牙线、牙间隙刷等工具清洁牙齿间隙，避免食物残渣和牙菌斑的堆积。

2. 洁治和刮治 洁治（龈上洁治术）和刮治（龈下刮治术）是去除牙菌斑和牙结石的主要手段。通过超声波洗牙和手工刮治，可以彻底清除牙齿表面和牙周袋内的牙菌斑和牙结石，减少细菌对牙周组织的刺激。

3. 根面平整术 对于较深的牙周袋，还需要进行根面平整术，即使用特殊的器械将牙根表面刮平，以消除牙周袋内的感染源。

二、药物治疗

在基础治疗的基础上，对于炎症较重或伴有全身性疾病的患者，可以辅以药物治疗。常用药物包括：

1. 抗生素 如青霉素 V 钾片、罗红霉素胶囊、阿奇霉素分散片等，这些药物能够控制炎症，促进牙周组织的愈合。但应注意，药物治疗应在医生指导下进行，避免滥用。

2. 局部用药 如碘甘油、米诺环素软膏等，这些药物可以直接作用于牙周袋内，起到消炎、杀菌的作用。

三、手术治疗

对于基础治疗和药物治疗效果不佳的重度牙周炎患者，

可能需要进行手术治疗。手术治疗包括以下几种：

1. 翻瓣术　在可视范围内，切开牙周袋，翻起牙龈瓣，彻底清除牙周袋内的牙菌斑和牙结石，并进行根面平整术。

2. 植骨术　对于牙槽骨吸收严重的患者，可以进行植骨术，以增加牙槽骨的高度和宽度，为牙齿提供稳固的支持。

3. 引导性组织再生术　通过放置特殊的生物膜，引导牙周组织再生，促进牙周组织的修复和愈合。

四、修复治疗

牙周炎控制后，对于因牙周炎导致的牙齿缺失或移位等问题，可以进行修复治疗。修复治疗包括固定修复、活动修复和种植修复等，旨在恢复牙齿的功能和美观。

五、生活习惯调整

除了上述治疗措施外，患者还需要注意调整生活习惯，以预防牙周炎的复发。包括：

1. 戒烟限酒　烟草和酒精对口腔健康有害，应尽量避免。

2. 均衡饮食　多食用富含维生素 C 和维生素 D 的食物，如新鲜蔬菜和水果，有助于增强牙齿和牙龈的健康。

3. 适量运动　适量的运动有助于增强体质，提高免疫力。

总之，牙周炎的治疗是一个综合的过程，需要患者和医生的共同努力。同时，患者也需要注意调整生活习惯，预防牙周炎的复发。如有任何不适，应及时就医，以免延误病情。

7 牙周炎治疗需要正畸吗？

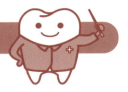

正畸治疗，即牙齿矫正，主要目的是通过调整牙齿的位置和排列，恢复其正常的咬合关系和美观度。在牙周炎的治疗中，正畸的角色并非固定不变，而是根据患者的具体情况进行评估和决策。

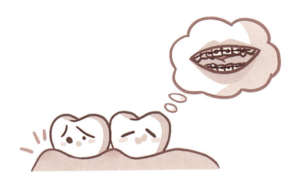

一、适应证

当牙周炎得到有效控制，但患者存在明显的牙齿倾斜、移位或牙列拥挤等问题时，正畸治疗可以作为一种辅助治疗手段，帮助改善牙齿的排列和咬合关系。

正畸治疗有助于减少牙菌斑的附着和食物嵌塞，从而减轻牙周组织的负担，促进牙周健康的恢复。

二、考量因素

1. **牙周健康状况** 在进行正畸治疗前，必须确保患者的牙周炎已得到有效控制，并且牙周组织处于相对稳定的状态。否则，正畸治疗可能会加重牙周组织的负担，导致病情恶化。

2. **牙齿松动度** 对于牙齿松动度较大的患者，需谨慎评估正畸治疗的可行性。过度施加力量可能会导致牙齿松动甚至脱落。

3. **患者意愿与配合度** 正畸治疗需要较长的治疗周期和患者的良好配合。因此，在治疗前应与患者充分沟通，了解其治疗意愿和配合度。

三、治疗方案

在制定正畸治疗方案时，应充分考虑患者的牙周状况，采用轻柔、缓慢的力量施加方式，避免对牙周组织造成过大的压力。

正畸治疗期间，应加强口腔卫生宣教和菌斑控制，定期进行牙周检查和维护治疗，以确保牙周组织的健康稳定。

正畸治疗并不直接治疗牙周炎，但它可以通过改善牙齿的排列和咬合关系，间接促进牙周健康的恢复。对于存在牙列不齐、牙齿拥挤等问题的牙周炎患者而言，正畸治疗可以作为一种辅助治疗手段，与牙周治疗相结合，达到更好的治疗效果。

然而，需要强调的是，正畸治疗并非所有牙周炎患者的必然选择。在制定治疗方案时，应综合考虑患者的具体情况和需求，遵循个性化、综合性的治疗原则。

8 老年人怎样防治牙周病？

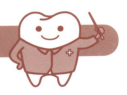

老年人需要了解牙周病的基本知识。牙周病主要包括牙龈炎和牙周炎，其中牙龈炎是牙周病的早期表现，主要特征是牙龈红肿、出血；而牙周炎则是牙龈炎进一步发展的结果，会导致牙龈萎缩、牙槽骨吸收，甚至牙齿松动脱落。了解这些症状，有助于老年人及时发现并就医。了解了牙周病，该怎么防治呢？

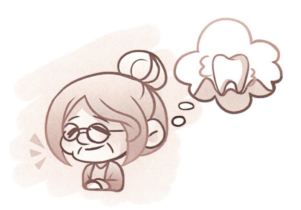

关于牙周

1. **学会正确刷牙**　科学的刷牙次数是每天 2 次，每次 3 分钟以上，饭后 10 分钟是刷牙的黄金时间，这时食物还未完全粘连在牙周附近，清理也更容易。对于牙膏难以去除的牙垢，要用牙线清洁；挑选牙刷时，尽量不使用硬毛牙刷，避免给牙床造成伤害。

2. **及时就医**　如果发现刷牙出血，吃东西有血迹，此时只是牙周病的早期——牙龈炎，洗牙就能解决问题了（在这里我想说，规范的洗牙只有好处没有坏处）。如果牙龈萎缩，牙齿松动，那就是进展到牙周炎，需要更深度的治疗。

3. **均衡营养**　为了避免牙周组织萎缩，均衡的营养是老年人日常必须注意的。胃口不好的老年人，也必须多补充蛋白质和维生素，适度补充钙质，增强牙周的抗感染能力和修复能力。老年人切忌过量吃甜食，因为蔗糖是牙菌斑的温床。

4. **及时修复失牙**　牙齿脱落后，要及时修复。牙齿脱落首先会降低咀嚼效率，影响营养吸收，其次牙齿脱落的位置是细菌藏身的绝佳位置，极易导致菌斑形成；而且牙齿缺失后长时间不镶牙可能会导致邻牙倾斜、对牙伸长。

9 戴假牙后牙床怎么老出脓？

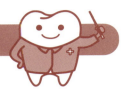

在口腔健康领域，佩戴假牙是一种常见的牙齿修复方式，它能帮助人们恢复咀嚼功能，改善外观。然而，一些患者在佩戴假牙后可能会遇到牙床出脓的问题，这不仅影响生活质量，还可能对口腔健康造成严重后果。

一、牙床出脓的原因

1. **假牙不合适** 假牙的大小、形状或材质如果不适合患者的口腔结构，可能会在进食或日常活动中对牙床造成刺激，导致牙床组织受损，进而引发炎症和感染，形成脓肿。

2. **口腔卫生不佳** 佩戴假牙后，口腔卫生维护变得更加重要。如果未能及时清洁假牙和牙床，牙菌斑和牙结石会迅速积累，这些细菌会刺激牙床，引起牙龈炎或牙周炎，进而形成脓肿。

3. **牙周疾病** 患者本身可能患有牙周病，如牙周炎、牙周脓肿等。佩戴假牙后，这些疾病可能因为清洁不到位或假牙的刺激而加重，导致牙床出脓。

4. **假牙安装不当** 假牙的安装过程中，如果操作不当，如损伤了牙床组织或未进行充分的消毒处理，也可能导致术后感染，形成脓肿。

假牙不合适

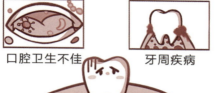
口腔卫生不佳

牙周疾病

假牙安装不当

二、治疗方法

1. 调整或更换假牙 如果牙床出脓是由于假牙不合适引起的，应及时到医院调整或更换假牙，以减少对牙床的刺激。

2. 药物治疗 在医生的指导下，使用抗生素和消炎药控制感染，减轻炎症。但需注意，药物治疗只能缓解症状，不能根治疾病。

3. 牙周治疗 对于由牙周疾病引起的牙床出脓，需要进行系统的牙周治疗，包括龈上洁治、龈下刮治、根面平整等，以清除牙菌斑和牙结石，控制炎症。

4. 切开引流 如果脓肿较大且难以自行消退，可能需要进行切开引流手术，将脓液排出，促进伤口愈合。

5. 根管治疗 如果牙床出脓是由于牙根发炎引起的，可能需要进行根管治疗，清除根管内的感染物质，并进行充填和封闭。

总之，戴假牙后牙床出脓是一个不容忽视的口腔健康问题，其发生原因复杂多样，包括假牙不合适、口腔卫生不佳、牙周疾病等。为了预防和治疗这一问题，患者应选择合适的假牙、保持良好的口腔卫生、定期口腔检查，并在出现症状时及时就医。通过综合治疗和科学管理，我们可以有效控制牙床出脓的症状，保护口腔健康。

10 牙龈总出血怎么办？

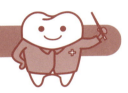

牙龈出血是常见的口腔问题，当牙龈出血频繁发生时，往往预示着口腔内存在一些潜在的健康问题。针对这一问题，我们需要从多个方面入手，采取综合措施来防治。

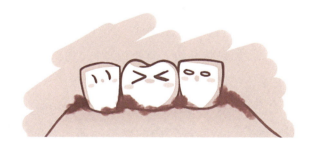

一、了解牙龈出血的原因

牙龈出血的原因多种多样，主要包括以下几个方面：

1. **牙菌斑和牙结石** 口腔内的细菌与食物残渣结合形成牙菌斑，长期不清理会矿化成为牙结石。这些物质会不断刺激牙龈，导致牙龈发炎、出血。

2. **牙龈炎和牙周炎** 牙龈组织受到细菌侵袭，引发炎症，表现为牙龈红肿、出血。如果不及时治疗，炎症会进一步侵犯牙周组织，形成牙周炎。

3. **不良修复体和正畸矫治器** 如果口腔内有不良的修复体或正畸矫治器，它们可能会刺激牙龈，导致出血。

4. **全身性疾病** 某些全身性疾病，如糖尿病、肝脏疾病、肾脏疾病等，也可能导致牙龈出血。此外，长期服用抗凝血药物也可能增加牙龈出血的风险。

二、应对牙龈出血的措施

1. **及时就医检查** 当牙龈频繁出血时，应及时就医，进行全面的口腔检查。必要时进行血常规、凝血功能等相关检查，以排除全身性疾病的可能。

2. **保持口腔卫生**

正确刷牙：采用巴氏刷牙法，每天至少刷牙 2 次，每次不少于 3 分钟。选择软毛牙刷，避免对牙龈造成过度刺激。

使用牙线和牙间隙刷：每天使用牙线或牙间隙刷清理牙

齿间隙，去除食物残渣和牙菌斑。

定期洗牙：每半年到一年进行一次专业的洗牙，彻底清除牙菌斑和牙结石，维护口腔健康。

3. 针对病因治疗　如果是牙菌斑和牙结石引起的牙龈出血，需要进行洁牙和刮治治疗，去除刺激因素；如果是牙龈炎或牙周炎引起的出血，需要进行系统的牙周治疗，包括龈上洁治、龈下刮治、根面平整等；如果是由于不良修复体或正畸矫治器引起的出血，需要调整或去除这些刺激物；如果牙龈出血与全身性疾病有关，需要积极治疗原发病，并在医生的指导下进行口腔治疗。

4. 应急止血措施　在牙龈出血较多时，可以使用干净的纱布或棉球压迫出血部位进行止血。如果出血持续不止或出血量较大，应及时就医。

5. 注意饮食和生活习惯

均衡饮食：多摄取富含维生素 C 和钙质的食物，有助于增强牙龈组织的健康。

戒烟限酒：避免对牙龈造成刺激。

保持充足的睡眠和良好的心态：有助于提升身体免疫力，预防口腔疾病。

三、预防牙龈出血的方法

1. 定期口腔检查　定期进行口腔检查可以及时发现并处理口腔问题，避免牙龈出血的发生。

2. 掌握正确的口腔护理方法 包括正确的刷牙方法、使用牙线和牙间隙刷等，以维护口腔清洁和健康。

3. 积极治疗口腔疾病 一旦发现口腔疾病如牙龈炎、牙周炎等应及时就医治疗，避免病情恶化导致牙龈出血。

4. 注意全身健康 保持全身健康状态良好避免患上糖尿病等可能导致牙龈出血的全身性疾病。

总之，牙龈出血是一个常见的问题，只要我们采取正确的措施积极防治，就能够有效避免其发生和发展。

 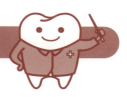

牙龈为何反复红肿？如何防治？

牙龈红肿是常见的口腔问题，当牙龈反复出现红肿时，不仅影响美观，还可能预示着口腔内存在一系列健康问题。了解牙龈反复红肿的原因，对于采取针对性的防治措施至关重要。

一、牙龈反复红肿的原因

1. 牙菌斑和牙结石的积累 牙菌斑是口腔内细菌与食物残渣结合形成的黏性薄膜，如果未能及时清除，会矿化成为牙结石。这些物质不仅刺激牙龈，还为细菌提供了繁殖的温床，导致牙龈反复发炎、红肿。

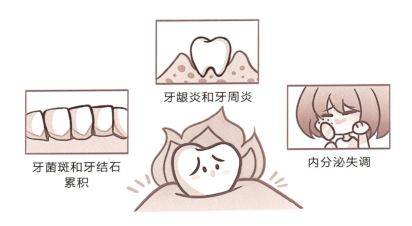

牙龈炎和牙周炎

牙菌斑和牙结石累积

内分泌失调

2. 牙龈炎和牙周炎　牙龈炎是牙龈红肿的最常见原因，通常由牙菌斑和牙结石引起。如果不及时治疗，炎症会进一步侵犯牙周组织，形成牙周炎。牙周炎不仅会导致牙龈红肿，还可能引起牙龈出血、牙齿松动、牙槽骨吸收等症状。

3. 智齿冠周炎　智齿冠周炎是智齿周围软组织的炎症，常见于智齿阻生或食物嵌塞等情况。由于智齿位置特殊，清洁难度较大，容易引发炎症，导致牙龈红肿。

4. 根尖周炎　根尖周炎是牙根尖周围组织的炎症，通常由牙髓炎、牙外伤或牙周炎等因素引起。炎症扩散至牙龈部位，表现为牙龈红肿、疼痛等症状。

5. 内分泌失调　女性在经期和孕期等特殊时期，由于体内激素水平的变化，容易导致牙龈组织红肿。这种情况下的牙龈红肿通常会在激素水平恢复正常后逐渐消退。

6. **其他因素** 如进食过烫、过硬的食物导致牙龈受损，或局部使用药物过敏等，也可能引起牙龈红肿。此外，一些全身性疾病如糖尿病、白血病等，也可能导致牙龈反复红肿。

二、如何防治牙龈反复红肿？

1. **定期口腔检查** 定期进行口腔检查可以及时发现并处理口腔问题，预防牙龈红肿的发生。建议每年至少进行一次全面的口腔检查。

2. **保持口腔卫生** 正确的刷牙方法和使用牙线、牙间隙刷等工具可以有效清除牙菌斑和食物残渣，减少牙结石的形成。早晚刷牙、饭后漱口是保持口腔卫生的基本习惯。

3. **定期洗牙** 洗牙是清除牙结石和牙菌斑的有效方法，建议每年至少进行一次专业的洗牙治疗。洗牙后要注意保持口腔卫生，避免牙菌斑和牙结石的再次形成。

4. **及时治疗口腔疾病** 一旦发现口腔疾病如牙龈炎、牙周炎等，应及时就医治疗。通过系统的牙周治疗可以消除炎症，防止牙龈红肿的反复发作。

5. **调整生活习惯** 避免进食过烫、过硬的食物以减少牙龈受损的风险。同时要注意保持充足的睡眠和良好的心态，有助于提升身体免疫力，预防口腔疾病的发生。

6. **针对病因治疗** 对于由内分泌失调等全身性因素引起的牙龈红肿，需要在医生指导下进行针对性的治疗，如调整激素水平、控制血糖等。

总之,牙龈反复红肿是多种因素综合作用的结果。通过定期口腔检查、保持口腔卫生、及时治疗口腔疾病等措施,可以有效预防和控制牙龈红肿的发生。

12 "老掉牙"正常吗?

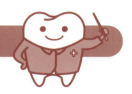

许多老年人认为年龄大了"老掉牙"是正常现象,其实这是一个误解。世界卫生组织(WHO)对于牙齿健康的标准为"8020",即努力确保80岁的老人至少拥有20颗健康的牙齿。口腔健康与全身健康息息相关,养成良好的口腔保健习惯,不断改善生活方式,对我们每个人尤其是老年人非常重要。

牙齿,作为人体最坚硬的器官,主要由牙釉质、牙本质、牙骨质和牙髓构成。它们各司其职,共同维护着牙齿的咀嚼、发音和美观功能。随着年龄的增长,人体的各项机能逐渐衰退,牙齿也不例外。牙釉质可能因长期磨损而变薄,牙本质暴露,增加牙齿敏感的风险;牙龈组织逐渐萎缩,导致牙根暴露,更容易受到细菌侵袭;同时,牙槽骨也会发生吸收,牙齿的支持力减弱。"老掉牙"这一说法,实际上在一定程度上误导了公众对于老年人牙齿健康的认知。它暗示了一种宿命论的观点,即牙齿脱落是衰老的必然结果,无法避免。然而,现代口腔医学的发展告诉我们,通过科学的口腔保健和及时的口腔治疗,完全可以延缓甚至避免因年龄增长而导致的牙齿脱落。

60岁以上的老年人,大多都有缺牙的情况,但镶牙的人数却不及缺牙人数的50%。有些老人认为,掉几颗牙不镶牙也没多大关系,事实真的如此吗?其实,这种想法是错误的,当牙齿缺失后,人的咀嚼效率会随之降低或丧失,唾液分泌也会减少,胃肠蠕动相应减慢,当未嚼碎的食物进入胃肠后,胃肠系统的负担会随之加重,从而导致胃肠功能紊乱,严重者机体可出现消化系统疾病。另外,咀嚼功能的降低会直接影响患者对食物的选择,而食物选择的受限会影响人体对营养成分的吸收,最终导致营养不良。

因此,建议老年人缺牙后要及时修复,切勿等到全口牙都掉光了才去镶牙。

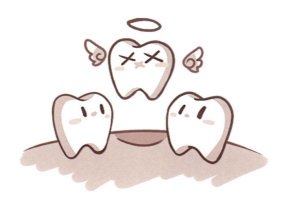

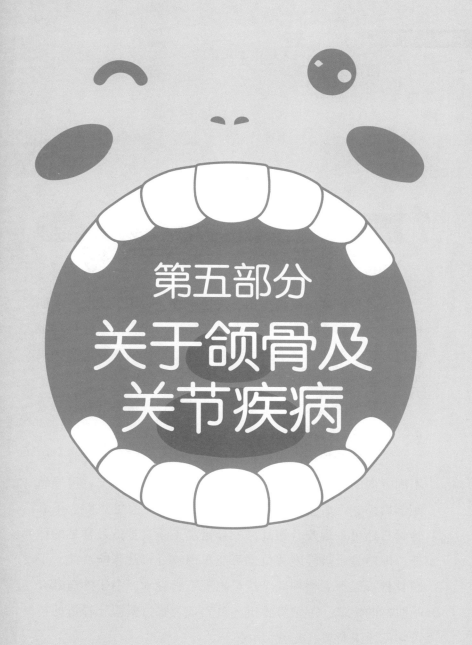

第五部分
关于颌骨及关节疾病

颌骨骨折有哪些典型表现？

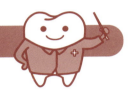

颌骨骨折多由跌打损伤、交通事故、工伤事故及运动损伤所致，少部分是由于医源性因素导致，如智齿拔除过程中劈冠。近年来，交通事故导致的颌骨骨折比例逐年增高，成为颌骨骨折的主要原因。

颌骨分为上颌骨及下颌骨，上下颌骨骨折有其各自特点但又有一些共同表现。

下颌骨骨折可出现骨折段移位，并且不同部位的骨折因不同方向的肌肉牵拉而出现不同的骨折段移位情况，可导致颏部后缩、舌后坠引起呼吸困难，甚至有窒息的风险。下颌骨骨折还可表现咬合错乱，咬合错乱是颌骨骨折最常见的体征，即使是骨折轻度移位也可能出现咬合紊乱影响功能。下颌骨骨折因下牙槽神经牵拉可出现下唇麻木。由于疼痛及升颌肌群的痉挛，下颌骨骨折还可表现为张口受限。骨折处还可常见牙龈撕裂、变色、水肿等。

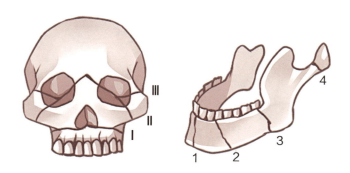

上颌骨骨折因骨折线的位置不同可分为 Lefort Ⅰ、Ⅱ、Ⅲ型骨折。上颌骨骨折断端常出现向后下方移位，引起面中部塌陷症状。与下颌骨骨折一样，上颌骨骨折同样可出现咬合错乱。Lefort Ⅱ型和Ⅲ型骨折，眶内及眶周软组织内可出现出血、水肿，形成特有的"眼睛症状"，表现为眶周瘀斑、上下睑及球结膜下出血，或有眼球移位而出现复视。Lefort Ⅱ型和Ⅲ型骨折时常伴发颅脑损伤或前颅底骨折，出现脑脊液漏。

颌骨骨折一般通过 X 线检查即可了解骨折的部位、数目、方向、类型，以及骨折移位和牙与骨折线的关系等情况。当上下颌骨甚至颅骨发生复杂的全面部骨折时，CT 是全面了解骨折信息的常用辅助诊断工具，尤其是 CT 三维重建。

2 颌骨骨折的治疗方法有哪些？

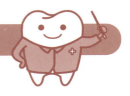

颌骨骨折患者应该及早进行治疗。当合并颅脑、重要脏器或者肢体严重损伤，全身情况不佳时，应首先抢救患者的生命，待全身情况稳定或好转后，再行颌骨骨折的处理。

颌骨骨折的复位方法包括手法复位、牵引复位及手术切开复位。

1. 手法复位 适用于新鲜骨折并且移位不大的线性骨折。复位后应进行妥善的颌间牵引固定，属于非手术治疗。

2. 牵引复位 主要用于手术复位效果不满意，或伤后2-3周骨折已发生纤维性愈合的患者，分为颌间牵引和口外牵引两种。颌间牵引是在上下颌牙列上分别安置有挂钩的牙弓夹板，然后根据骨折需要复位的方向，在上下颌牙弓夹板的挂钩上套上橡皮圈作牵引，使其恢复到正常的咬合关系。单纯使用时下颌骨应该固定4-6周，上颌骨固定3-4周。颅颌牵引主要用于上颌骨骨折。

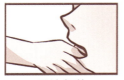

手法复位

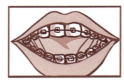

牵引复位

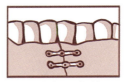

手术切开复位

3. 手术切开复位 对于有开放性创口的骨折，闭合性颌骨复杂骨折或已有错位愈合的陈旧性骨折，可采用手术切开复位。

 髁突骨折一定需要手术治疗吗？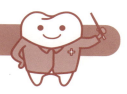

髁突骨折占下颌骨骨折的20%-30%。对于髁突骨折的治疗方式尚存在一定争议，有人主张保守治疗，有人主张手术治疗，应该怎么选择呢？

髁突头的矢状位骨折可采用保守治疗，即在手法复位并恢复咬合关系后行颌间固定。保守治疗应重视早期开口训练，以防止关节内外纤维增生，导致关节强直。

对于髁突颈部骨段明显向内下移位，成角畸形大于45度，

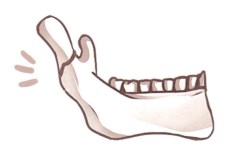

下颌支高度明显变短,闭合复位不能获得良好咬合关系,髁突骨折段向颅中窝移位,髁突向外移位并突破关节囊者应视为手术适应证。髁突骨折复位坚固内固定后,髁辅助颌间弹性牵引 7-10 天即可进行张口训练。

4 无牙颌及颌骨骨折的治疗方法有哪些?

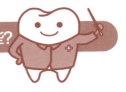

无牙颌骨折常见于老年人。老年人因牙齿缺失及牙槽突的吸收使得颌骨变得纤细,加上老年骨质疏松,使得颌骨骨折更易发生。对于移位不大的无牙颌骨折及闭合性骨折,可采用保守治疗的方法,利用原有修复的假牙恢复咬合关系。对于移位较大或不稳定的无牙颌骨折,可以考虑手术切开复位、钛板固定。

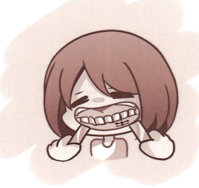

儿童处于生长发育期，骨骼柔软富有弹性，即使骨折，移位一般也不大。并且儿童处于乳恒牙交替期，咬合关系可以自行调整，因此骨折复位对咬合关系的要求也没有成年人高。但儿童骨折治疗也有难度，乳牙牙冠短，相比恒牙不牢固，难于做牙间结扎或颌间结扎固定。并且颌骨内有众多恒牙胚，采用内固定容易损伤恒牙胚。因此，儿童期的颌骨骨折多采用保守治疗。

 颌骨骨折术后有哪些注意事项？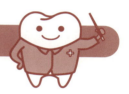

颌骨骨折术后患者应该特别注意口腔卫生的护理，尤其是行颌间结扎的患者，因口腔内有许多金属丝、夹板钩和橡皮筋，应该选用儿童软毛牙刷顺着橡皮筋的方向轻轻刷洗，每日进餐后，可喝少许温开水，然后再用漱口水或者生理盐水进行漱洗，保持口腔清洁。

颌骨骨折患者术后的饮食也应特别关注，术后初期因颌间结扎无法咀嚼可进食流质，待患者咀嚼功能恢复后，逐渐过渡至半流质、普食，锻炼口腔的咀嚼功能。

颌骨骨折患者术后也应尽早进行口腔功能锻炼，可进行口腔操锻炼。第1步闭口咀嚼：口唇放松，上下唇微闭，舌自然放平，然后像口腔内有食物一样进行咀嚼，使颊部肌肉和下颌骨活动，同时磨牙做上下左右的着力运动，以引起的疼痛能耐受为度；第2步叩齿：口唇轻闭，有节奏地叩击上下齿，先叩两侧磨牙30-40次，再叩门齿30-40次，每天2-4次。颌骨骨折患者颌间固定拆除后，咬合关系保持不变，即可进行开口度训练。方法：嘱患者做张、闭口动作，用力张口至颞下颌关节酸胀为度，每天3次，每次15分钟。也可用开口器进行辅助治疗，把开口器闭合放在一侧上下磨牙上再打开，使其尽量撑开上下颌，以疼痛能耐受为度，保持固定不动15-30分钟，每天2-3次，循序渐进。训练张口度以达到三横指为宜，否则可能引起颞颌关节强直、张口困难及骨质疏松。

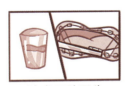
注意口腔卫生

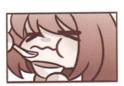
锻炼口腔咀嚼

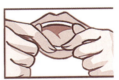
开口度训练

6 什么是智齿？智齿有哪些作用？

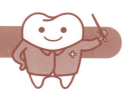

智齿是非常特殊的牙齿，它的萌出时间在 16–30 岁这个年龄阶段，医学上称为第三磨齿，全部长齐会有 4 颗。智齿，位于口腔上下颌最左侧和最右侧，从一侧门牙往嘴角数第 8 颗就是智齿。随着人类的进化，颌骨因缺乏足够的空间容纳全部牙齿，从而导致智齿不能像其他牙齿一样完全萌出，我们称为智齿阻生。智齿的个头大小不一样，萌出与生长数量也不一样，智齿的位置也不相同，出现各种低位、水平位等问题。

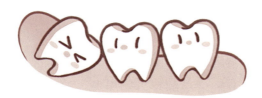

智齿在临近牙齿有缺失的情况下，镶牙时将智齿作为基牙，为假牙提供支撑作用，或者直接拉过去使用，顶替坏掉的牙齿；尽管现在人们的饮食越来越精细化，智齿的作用越来越削弱，但正常萌出，与对颌牙齿有正常咬合关系的智齿

依然发挥着磨碎食物、帮助消化的作用；如果智齿对邻近牙齿没有压迫，没有影响到周围神经，可以不用拔除。

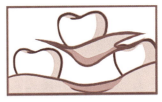
作为基牙

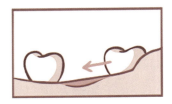
前移补替

7 智齿有什么危害？

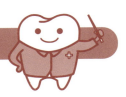

　　当人进食时食物残渣进入阻生智齿与覆盖的牙龈之间的空间与缝隙，清理起来有困难，易引起牙龈发炎和感染的反复出现，就是我们常说的智齿冠周炎。随着炎症的扩散，导致口腔颌面部间隙感染，呼吸出现问题，严重者危及生命。

　　疼痛的问题就是智齿引起的，由于智齿的位置临近喉咙，日常清洁难度大，容易龋坏，当龋坏接近牙髓时发生疼痛；阻生智齿和前面的牙齿之间容易嵌塞食物，加上对前面牙齿的挤压，邻牙破坏和不能正常萌出；智齿的反复发炎，引起面颊部间隙感染，甚至破相；智齿的萌生时间晚，位置不足，导致萌出不全、异位或阻生，在早期肿胀疼痛，吃东西、咀嚼、吞咽时疼痛加剧；智齿出现过度萌发或萌发不足的情况，会引起牙齿排列不齐。

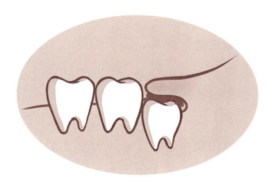

8 哪些智齿需要拔除？

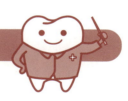

如果正常本身存在蛀牙问题，可以考虑拔除；智齿由于位置原因对周围的牙齿进行挤压，出现牙齿龋坏、松动甚至牙神经痛等问题，尽早拔除；智齿排列不整齐，清洁有一定难度，经常出现发炎，成为口腔病的祸源，尽早拔除比较好；4颗智齿没有长齐，智齿过度萌发，咬合不正，导致食物嵌塞的情况需要及时处理；阻生齿也是建议拔除为好；智齿牙冠被软组织包裹，形成盲袋，但是在盲袋手术后依然不能缓

解疼痛时需要拔除,这样可以从根本上解决问题;有的智齿会将整个牙列向前推,随着时间推移,牙齿拥挤不齐,向前突出,影响人的容貌美观,尤其对女性来说,更需要尽早拔除。智齿和正畸有密切的关系,正畸前没拔除智齿,导致牙套无法贴合佩戴,矫正功亏一篑,需要拔除之后重新矫正,浪费了时间与金钱。

当然,智齿的拔除需要到正规医院进行拍片检查,判断智齿的情况,评估拔牙的风险,才能确定拔牙的方案。

在许多人的印象里,拔牙是一件令人恐惧的事情,那么拔智齿到底痛不痛呢?其实这与医生的技术、患者所能承受的疼痛、麻药的选择和智齿本身的位置、大小、形状有密切关系。随着牙科技术的发展,局麻药的使用和无痛局麻仪的应用,拔牙痛的问题已经被有效解决了。微创的拔牙手机和超声骨刀取代了传统的锤子,舒适微创的拔牙理念逐渐深入人心,使拔牙不再是恐惧的事情。

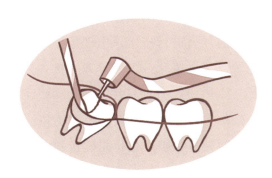

9 拔除智齿的注意事项有哪些？

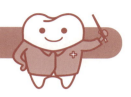

时间选择上，拔除智齿时应避开急性炎症期，等炎症消退后再拔牙；对于女性来说，在备孕前建议拔除引发疾病的阻生智齿，一旦孕期这颗"定时炸弹"爆发，孕妇疼痛难忍，对胎儿和母体都有负面影响；拔智齿前通过 X 线片对其做一个全面的了解，如牙根数量，与周围血管、神经、相邻牙齿的情况。患者要相信科学技术和医生的能力，放松心态，缓解焦虑情绪，积极配合医生；拔牙后的护理也是十分重要的，可以冷敷拔牙的部位，清淡饮食，减少油腻刺激食物的影响；注意多休息；如果疼痛感觉强烈，可以口服消炎药；注意口腔卫生，正确刷牙；戒烟酒；拔除智齿后有问题随时复诊。

10 什么是颞下颌关节紊乱综合征？

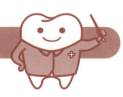

颞下颌关节紊乱综合征是口腔医学临床上除龋病、牙周病、错颌畸形之外最常见的疾病，好发于青中年，以 20–30 岁年龄段患病率、就诊率最高。

颞下颌关节紊乱综合征常见的表现为颞下颌关节区及相关咀嚼肌痛、头痛，关节弹响、破碎音、杂音，以及开口受限或其他相关下颌运动异常和功能障碍等症状。该病早期的功能紊乱患者常可自愈或经过治疗后痊愈，但有的患者可逐步加重。该病病程一般较长，并可反复发作，但本病有自限性。此外，本病还常伴有许多其他症状，如各种耳症、眼症、吞咽困难及慢性全身疲劳等。其中伴有耳症的患者较多，包括耳闷、听力下降、耳鸣等。

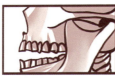
关节弹响

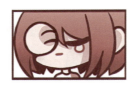
头痛

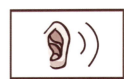
听力受限

 颞下颌关节紊乱综合征如何治疗？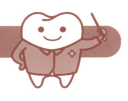

颞下颌关节紊乱综合征的治疗方法很多，如药物治疗、物理治疗、𬌗垫治疗、局部封闭治疗、关节腔内注药疗法、冲洗疗法、肌训练治疗、正畸治疗、修复治疗、心理支持疗法以及手术治疗等。在治疗过程中应首先采用可逆性保守治疗方法，如服药、理疗、封闭和颌垫等，然后采用不可逆性保守治疗方法等。对于病变诊断明确，经过非手术治疗无效且明显影响生活质量的患者，应采用手术治疗的方法。

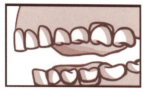
保守治疗

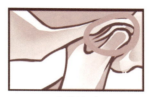
手术治疗

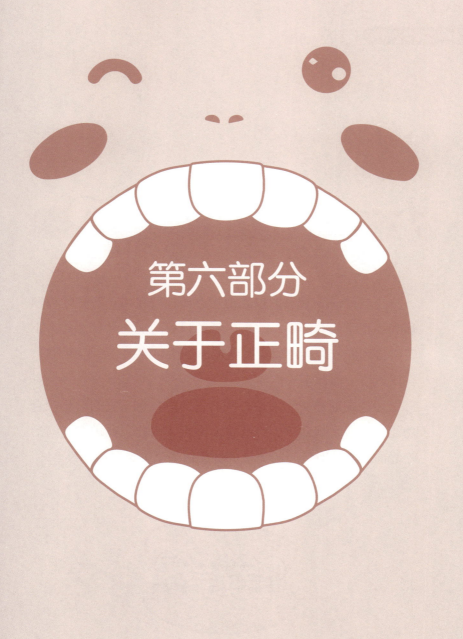

第六部分
关于正畸

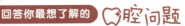

1. 正畸知识知多少？

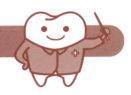

正畸是一种常见的口腔治疗方法，旨在纠正各种牙齿畸形和不正常咬合问题，改善患者的口腔功能和外观。牙齿不正常排列和咬合会可以给患者带来一系列困扰，如咀嚼困难、言语不清、面部不对称等。

牙齿在面部美学中也扮演着重要的角色，它们对于咬合功能、面部平衡和笑容都有重要影响。因此，在进行正畸治疗之前和之后对口腔的美学进行评估是至关重要的。

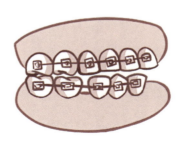

关于正畸

尽管正畸是一种相对安全的治疗方法，但在进行正畸的过程中，仍然需要考虑以下几个方面的风险。

首先，正畸过程中可能会引发不适和疼痛感。在矫正开始后的几天内，矫正器件的调整可能会导致轻度的不适或疼痛。这种感觉通常是暂时性的，疼痛感会逐渐减轻。然而，一些患者可能会对调整非常敏感，导致长时间的不适或疼痛。

其次，矫正过程中可能会出现牙齿表面的损伤。在调整矫正器件的过程中，有时会导致牙齿表面的磨损或划痕。这种损伤通常是暂时性的，不会对牙齿的整体健康造成严重影响。但如果磨损或划痕比较明显，可能需要进行额外的修复措施。

此外，还有一些与矫正器件相关的风险。例如，固定矫正器件中使用的金属丝可能会对口腔软组织造成刺激或损伤，导致口腔溃疡或口腔炎症的发生。如果固定器件脱落或损坏，可能会导致矫正效果的减弱，需要进行修复或更换。

最后，正畸过程中的卫生问题也需要重视。由于矫正器件的存在，清洁牙齿表面变得更加困难，在日常的口腔卫生保健中需要更加细致周到。如果口腔卫生措施不当，可能导致龋齿、牙周炎等口腔健康问题。

2. 哪些人群适合进行正畸治疗?

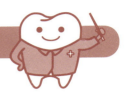

1. 青少年及儿童 青少年及儿童是正畸治疗的"黄金时期"。这一时期,孩子的颌骨和牙齿仍处于生长发育阶段,牙齿移动相对容易,且正畸效果更为显著。对于牙齿排列不齐、咬合关系不良等问题,早期干预不仅能有效改善外观,还能预防因错颌畸形导致的口腔疾病,如龋齿、牙周病等。此外,整齐的牙齿还能增强孩子的自信心,有利于其心理健康发展。

2. 成年人 正畸治疗并非青少年的专属,成年人同样可以通过正畸治疗来改善口腔状况。尽管成年人的颌骨和牙齿已基本定型,但现代正畸技术已足够成熟,能够应对各种复杂的口腔问题。无论是牙齿拥挤、牙间隙过大,还是前牙反颌("地包天")、深覆盖等,成年人都可以通过正畸治疗来恢复牙

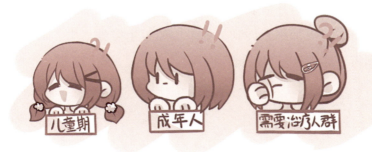

齿的正常排列和咬合关系。不过，需要注意的是，成年人的正畸治疗可能需要更长的时间和更复杂的治疗方案。

3. 有特殊职业需求的人群 对于某些职业而言，如模特、演员、主持人等，一口整齐洁白的牙齿是形象的重要组成部分。这些人群往往对口腔美观有着更高的要求，因此正畸治疗成为了他们改善形象、提升职业竞争力的有效途径。通过正畸治疗，他们可以拥有更加自信的笑容，从而在职业道路上更加得心应手。

4. 对审美有较高追求的人群 随着人们生活水平的提高，越来越多的人开始关注自己的口腔健康和美观。一口整齐洁白的牙齿不仅能够为笑容增色，还能提升个人的整体形象。因此，对于那些对审美有较高追求的人群而言，正畸治疗成为了他们追求美好生活的重要选择。

5. 需要正畸与手术联合治疗的人群 对于某些严重的错颌畸形患者而言，单纯的正畸治疗可能无法达到理想的效果。此时，正畸与手术联合治疗便成了他们的不二之选。通过手术调整颌骨的位置和形态，再结合正畸治疗来精细调整牙齿的排列和咬合关系，可以最终实现面部美观和口腔功能的双重提升。

3 对口腔正畸的常见误会有哪些？

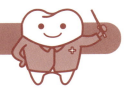

1. 正畸治疗后牙会松动？ 在正畸治疗过程中产生的骨改建会使牙齿移动，移动过程中牙齿会有一定程度的松动。但当治疗结束后，牙槽骨逐渐稳定，牙齿也会恢复往日的坚固。

2. 正畸后老了会掉牙？ "老掉牙"主要是由于口腔卫生不佳导致的牙周炎，使牙槽骨吸收，从而使牙齿松动脱落，与是否进行过正畸治疗没有关系。

3. 年龄大了不能正畸？ 理论上来说，只要牙周状况良好，无论多大年龄都是可以正畸的。但是不同的情况矫正时机也存在差异，应进行专业检查后才能决定是否可以矫正。

4. 换完恒牙才能正畸？ 单纯的牙性错𬌗可以等到换完恒牙矫正，但是骨性、功能性的错𬌗需要利用到骨骼、肌肉的生长发育，因此乳牙期或者替牙期就要开始矫正，具体情况需要正畸医生来评估。

5. 拔牙正畸后牙缝很大？ 正畸治疗时拔牙是为了留出足够的空间让牙齿排齐、内收前突的牙齿或者调整牙齿咬合，治疗结束后会把所有的牙缝收紧，恢复正常的牙齿邻接关系。

6. 正畸只是为了美观？ 正畸不仅能够排齐牙齿、改善面型来提高面部美观，更重要的是改善咬合关系，维持牙体及牙周健康，提高咀嚼、发音等口腔功能。

7. 正畸一定要拔牙？ 拔牙是正畸治疗中提供间隙的常用方法，但并不是唯一方法，还可以通过片切牙齿、利用支抗钉或口外弓把牙齿后移等方法来获得间隙，具体采用什么方法需要通过检查后由医生来设计。

8. 矫治力越大，牙齿移动越快？ 牙齿移动是骨细胞参与改建的、缓慢的生理移动，过大的矫治力会破坏骨细胞，导致牙齿停止移动或骨吸收、牙根吸收等副作用。

9. 复诊频繁能够缩短疗程？ 牙齿移动是缓慢的生理移动，平均1个月移动1毫米左右。如果频繁复诊，牙齿和牙周组织失去了休整的时间，可能会带来骨吸收、牙根吸收等不良后果。

牙齿会有一定的松动

无论多大年龄都可以正畸

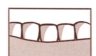
治疗结束后会把所有牙缝收紧

正畸不一定要拔牙

④ 正畸前需要做哪些准备工作？

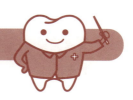

1. 心理准备 首先，正畸治疗是一个相对"漫长"的过程，需要患者有足够的耐心，积极配合。因此，在决定进行正畸

治疗之前，患者应做好充分的心理准备。了解正畸治疗的基本流程、可能遇到的问题及预期的效果，以帮助患者更好地适应治疗过程，减少不必要的焦虑和恐惧。

2. **选择正规医院与专业医生** 正畸治疗是一项复杂的医疗活动，需要由专业的口腔正畸医生来完成。患者在选择医院和医生时应格外谨慎，正规医院拥有先进的医疗设备和完善的诊疗流程，能够确保治疗的安全和有效。而专业医生则具备丰富的临床经验和精湛的技艺，能够针对患者的具体情况制定个性化的治疗方案。

3. **口腔健康检查** 在进行正畸治疗之前，患者需要进行全面的口腔健康检查。这包括检查牙齿的排列情况、咬合关系、牙周健康状况等。对于存在龋齿、牙龈炎等口腔疾病的患者，需要先进行治疗，待口腔健康状况良好后再进行正畸治疗。此外，医生还会通过拍摄 X 线片来了解患者的牙齿和颌骨情况，为制定治疗方案提供依据。

4. **取模与拍照** 为了更准确地了解患者的口腔状况，医生还会为患者取模并拍摄面部和牙齿的照片。取模是指制作患者口腔的石膏模型，通过模型可以直观地看到牙齿的排列情况和咬合关系。而拍照则是为了在治疗过程中进行对比，观察治疗效果。

5. **制定治疗方案** 根据患者的口腔状况、年龄、职业等因素，医生会制定个性化的治疗方案。治疗方案通常包括矫治器的选择、治疗时间、复诊次数等内容。患者需要与医生充

关于正畸

分沟通，了解治疗方案的具体内容，并在同意书上签字确认。

6. 其他准备工作 除了以上提到的准备和检查工作外，患者还需要注意保持口腔卫生，定期刷牙、漱口，减少口腔内的细菌滋生。

同时，患者在饮食上也需要进行调整，避免食用过硬、过黏的食物，以免损坏矫治器或影响治疗效果。

心理准备

选择正规医院与专业医生

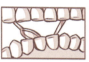
口腔健康检查

取模与拍照

制定治疗方案

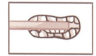
其他

5 正畸过程中常见的矫治器类型有哪些？

1. 固定矫治器 固定矫治器，顾名思义，是固定在牙齿上的一种矫治器。它通常由托槽、弓丝和带环等部件组成。托槽被粘贴在牙齿表面，弓丝则穿过托槽并通过特定的结扎方式固定，从而形成一个稳定的矫治系统。

固定矫治器以其强大的矫治力和稳定性，在正畸领域占据了重要地位。根据材料的不同，固定矫治器又可分为金属矫治器、陶瓷矫治器和自锁矫治器等。其中，金属矫治器历史悠久，经济实惠；陶瓷矫治器则因其颜色接近牙齿，更为美观；而自锁矫治器则通过特殊的锁扣设计，简化了弓丝的固定过程，提高了患者的舒适度。

2. 活动矫治器 与固定矫治器相对，活动矫治器是可以自由摘戴的一种矫治器。它通常由基托、固位体、弹簧等部件组成，患者可以根据需要在医生的指导下进行摘戴。

活动矫治器通常用于乳牙期和替牙期的正畸，能够针对特定的牙齿问题进行有效的干预。比如，颌垫式矫治器可以用于调整咬合关系，螺旋扩弓器则可以扩大牙弓宽度。活动矫治器的优点在于其灵活性高，便于清洁和维护口腔卫生。

3. 隐形矫治器 隐形矫治器是近年来兴起的一种新型矫治器，以其透明、美观、舒适的特点受到了广大患者的喜爱。

隐形矫治器通常由一系列透明的牙套组成，患者需要根据医生的指导按时更换牙套，以实现牙齿的逐渐移动。

隐形矫治器不仅外观隐蔽，不影响患者的日常生活和社交活动，而且其设计更加人性化，能够减少对患者口腔的刺激和不适感。然而，隐形矫治器的价格相对较高，并且对患者的自律性要求较高，需要患者严格按照医嘱进行佩戴和更换。

4. 功能性矫治器 功能性矫治器是一种结合了机械力和生物力学的矫治器,它不仅能够调整牙齿的位置和排列,还能对颌骨的生长和发育产生一定的影响。

功能性矫治器通常用于矫正儿童早期的错颌畸形,如"地包天"、反颌等。通过刺激颌骨的生长发育,功能性矫治器能够帮助患者建立正确的咬合关系和面部形态。

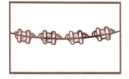
固定矫治器

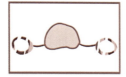
活动矫治器

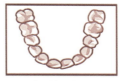
隐形矫治器

 正畸治疗周期一般需要多久?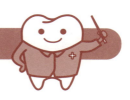

由于就诊时患者年龄、牙齿状况、矫治难度等情况因人而异,具体问题需要具体分析。一般来说正畸治疗的牙齿移动阶段需要 2 年左右,使用固定矫治器和隐形矫治器在时间上并无太大差异。而后期保持阶段大概需要 2 年。总体来说,正畸需要经历 4 个阶段。

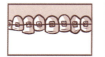 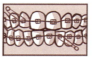 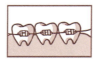 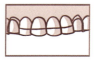

排齐整平　　关闭缝隙　　咬合的精细调整　　保持稳定

一、排齐整平

整平是指在垂直方向上，使牙弓中所有牙齿的边缘嵴均在同一条弧线上，使Spee曲线变平坦的一系列正畸治疗过程。

排齐整平主要调整牙齿的上下、左右位置关系，使牙齿排列整齐。矫正扭转、歪斜、拥挤的牙齿，将牙齿移动到正常的位置，使牙弓呈圆润流畅的卵圆形状态，有利于下一阶段咬合关系的调整。此阶段需要3–6个月。

二、关闭缝隙

此阶段主要调整磨牙关系、内收前牙、收缝牙齿的前后位置关系。一般怎么关闭缝隙？

1. 关闭曲法　将弓丝弯制成关闭曲产生回弹力，使牙齿和弓丝同步移动。常用的类型有：泪滴曲、T型曲、垂直张力曲。

2. 滑动法　利用外加牵引力使牙齿沿弓丝滑动。常用到的施力材料有：链状弹力圈、橡皮筋、弹簧。

3. 支抗钉　如果嘴凸比较严重，则需要借助在嘴里打下的种植钉作为支抗，全面拉回前牙，保证缝隙不被后牙抢占。

关于正畸

如果是不拔牙，一般是 1 个月可以关闭 1 毫米的间隙，2-3 个月就可以看到效果；但如果拔牙了，大概需要 7-9 个月。

三、咬合的精细调整

小范围精细调整牙齿尖窝关系，让牙齿咬合关系更紧密，提高咀嚼效率。

怎么判断牙齿咬合是否正常？第一，上下牙尖相对牙窝。第二，从侧面看上牙在下牙前方 2 毫米，从正面看上牙盖住下牙 1/3 以内。

四、保持稳定

拆除牙套后，牙齿仍处于不稳定状态，因此要佩戴保持器，稳固牙齿位置防止反弹。一般须佩戴 2-3 年。

 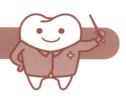

7 正畸过程中如何保持口腔卫生？

1. 早晚刷牙，餐后漱口　正畸患者应在早晨起床后和晚上睡觉前各刷 1 次牙，每次刷牙时间不少于 3 分钟。刷牙时，要特别注意清洁牙套和牙齿之间的缝隙，以及托槽周围难以触及的区域。

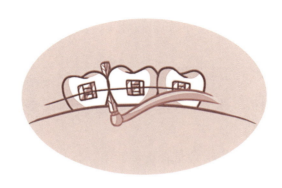

餐后漱口同样重要，尤其是吃完甜食或黏性食物后，漱口可以迅速清除口腔内的食物残渣，减少细菌滋生的机会。

2. 使用正畸专用牙刷和辅助工具　正畸专用牙刷的刷头设计通常更加贴合牙齿和牙套的形状，能够更有效地清洁牙齿和托槽。使用这类牙刷时，要确保刷毛能够深入到牙套与牙齿之间的缝隙中，进行彻底清洁。

此外，还可以使用牙间隙刷、冲牙器等辅助工具来清洁难以触及的区域。牙间隙刷适用于清洁牙齿间的缝隙和牙套边缘，而冲牙器则可以通过高压水流将食物残渣和牙菌斑冲刷掉。

3. 掌握正确的刷牙方法　正确的刷牙方法对于保持口腔卫生至关重要。推荐采用巴氏刷牙法，即牙刷与牙齿呈45度角，轻轻颤动牙刷，使刷毛能够深入到牙缝中。

刷牙时，要确保每颗牙齿都被刷到，特别是托槽和牙龈之间的区域。

对于钢丝矫正的患者，要注意刷干净托槽和弓丝之间的区域，避免食物残渣和牙菌斑的堆积。对于隐形牙套，每次取下牙套后，也要彻底清洁牙齿和牙套，避免细菌滋生。

4. 注意饮食调养 正畸期间，患者应注意饮食调养，避免进食过冷、过硬、过甜或过黏的食物。这些食物容易损伤牙齿和牙套，也更容易导致食物残渣的堆积。

建议多吃富含纤维的食物，如蔬菜、水果等，这些食物有助于清洁牙齿和口腔。

5. 定期洁牙和复诊 正畸期间，患者应定期到口腔医院进行洁牙和复诊。洁牙可以去除牙齿表面的牙菌斑和牙结石，保持口腔的清洁和健康。复诊时，医生可以评估患者的口腔卫生状况和正畸效果，并根据需要进行调整和指导。

6. 注意预防牙齿脱矿 在正畸过程中，由于牙套和钢丝的遮挡，牙齿容易出现脱矿现象，表现为牙齿表面的白垩色斑点。为了防止牙齿脱矿，患者应特别注意保持口腔卫生，避免食物残渣和牙菌斑的堆积。此外，还可以使用含氟牙膏和漱口水等口腔护理产品来增强牙齿的抗龋能力。

8. 正畸治疗是否会影响日常饮食和说话？

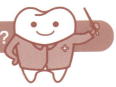

一、对日常饮食的影响

1. 初期不适感 在刚开始佩戴牙套或进行正畸治疗的初期，患者可能会感到牙齿和口腔的不适。这种不适感可能表现为牙齿疼痛、酸软无力，甚至可能影响到咀嚼功能。

因此，在适应期内，建议患者选择软食和易嚼食物，如小米粥、鸡蛋羹等，避免食用辛辣、硬质和黏性食物，以免损坏牙套或加重不适感。

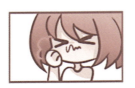

初期不适感

2. 饮食调整 随着治疗的进行，患者可能需要逐渐调整饮食习惯。一方面，要避免常吃黏腻食物，如年糕、口香糖等，这些食物容易粘附在牙套上，难以清理；另一方面，要注意咀嚼时的姿势和力度，避免用力过猛导致牙套脱落或牙齿损伤。

3. 营养补充 在正畸治疗期间，虽然饮食受到一定限制，但患者仍需注意保证充足的营养摄入。可以适量增加新鲜蔬菜和水果的摄入，以补充维生素和矿物质，促进口腔健康。

二、对说话的影响

1. 发音变化 正畸治疗初期，由于牙套或矫治器的存在，患者的口腔结构和舌位可能会发生变化，从而影响发音。但这种影响通常是暂时的，随着口腔的适应和肌肉的训练，发音会逐渐恢复正常。

2. 语音清晰度 对于某些存在语音缺陷的人群，如咬舌、咬唇等，正畸治疗反而有助于修正这些问题，提高言语清晰度和口齿表达能力。因为正畸治疗能够改善牙齿的排列和咬合关系，减少发音时的阻碍。

3. 心理调适 虽然正畸治疗对说话的影响较小，但部分患者可能会因为发音变化而产生心理负担。建议患者保持积极的心态，配合医生的指导和治疗，尽快适应新的口腔环境。

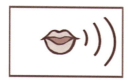

对说话的影响

正畸治疗是一个相对漫长的过程，患者需要保持耐心和积极配合医生的治疗。同时，家人和朋友的支持与鼓励也对患者的心理调适起到重要作用。

9 正畸治疗后如何防止牙齿移位复发？

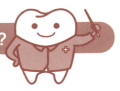

一、佩戴保持器

正畸治疗完成后，牙齿的记忆性可能导致其逐渐回到原来的位置，即出现反弹现象。因此，佩戴保持器是防止牙齿移位复发的关键措施。保持器能够稳固牙齿位置，确保矫正效果的持久性。

保持器的佩戴时间因个体差异而异，但一般建议至少佩戴半年至1年，后续根据医生指导逐渐减少佩戴时间。

初期应尽量全天佩戴，仅在进食和清洁口腔时取下。

二、定期复查与调整

定期到正畸医生处进行复查，可以监测牙齿的移动情况，及时发现并处理潜在的移位问题。建议每3-6个月进行1次复查，以确保矫正效果的稳定性。

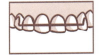
佩戴保持器

定期复查与调整

保持良好的口腔卫生

避免不良习惯

随着时间的推移，牙齿位置会逐渐稳定，但也可能出现微小的变化。医生会根据复查结果调整保持器的松紧度或形状，以适应牙齿的新位置。

三、保持良好的口腔卫生

良好的口腔卫生是防止牙齿移位复发的基础。患者应坚持每日刷牙 2 次，使用含氟牙膏，并正确使用牙线和漱口水等工具清洁牙齿间的食物残渣和软垢。

四、避免不良习惯

1. **咬硬物** 频繁或过度用力咬硬物可能会损坏牙齿和矫治器，甚至导致牙齿移位。因此，患者应尽量避免直接啃食过硬的食物，如坚果类。

2. **不良咬合习惯** 不正确的咬合习惯也是导致牙齿移位的原因之一。患者应纠正不良的咬合方式，如偏侧咀嚼等。

五、增强颌面部肌肉力量

通过针对性的锻炼增强颌面部肌肉力量，有助于稳定牙齿位置。患者可以尝试进行咀嚼肌按摩、张口闭合运动等练习，每天坚持数次。

六、合理饮食与营养补充

合理饮食可以提供必要的营养支持，促进骨骼及软组织健康。患者应均衡摄入蛋白质、钙质等丰富的食物，同时避免过量摄取糖分高的食品。

10 正畸治疗对脸型变化有何影响？

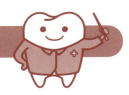

牙套是目前最常用的矫正牙齿的方法之一，但是我们需要知道的是，戴牙套的过程中可能会出现一些脸型变化的情况。

牙齿排列不整齐，如上颌前突或下颌前突，往往会导致面部轮廓的不协调。正畸治疗通过调整牙齿的位置，可以显著改善这些面部问题。例如，上颌前突的患者在正畸后，上颌骨与上弓牙之间的发育关系得到明显改善，嘴唇与面型会恢复到正常状态，从而显著提升面部美观。

"牙套脸"是指部分人在佩戴牙套进行正畸治疗后，出现的脸颊、太阳穴凹陷，颧弓变凸的现象。这主要是由于佩戴牙套期间，由于不适感减少了咀嚼运动，导致咬肌和颞肌萎缩所致。然而，这种现象并非普遍存在，并且多发生在偏瘦、颧骨较高或太阳穴较凹的成年女性中。为了避免"牙套脸"，可以选择全隐形矫正，这种矫正方法允许在吃饭咀嚼时摘下牙套，减少对咬肌的影响。

正畸治疗完成后,牙齿会在新的位置逐渐稳定,面部形态也会随之发生变化。这种变化是渐进的,通常需要 1–2 年的时间。正畸治疗不仅改善了牙齿的排列和咬合功能,还提升了面部的美观度,使患者更加自信。正畸的年龄对脸型的影响也是很重要的。儿童使用牙套进行矫正,可能比成年人使用牙套更容易改变脸型。

正畸治疗不仅是一场关于牙齿的变革,更是一次提升自信、改善生活质量的旅程。通过科学的正畸治疗,我们可以拥有更加健康、美丽的笑容,让每一次开口都成为自信的表达。

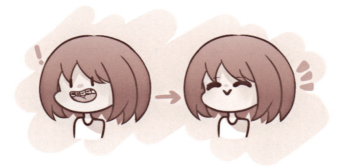

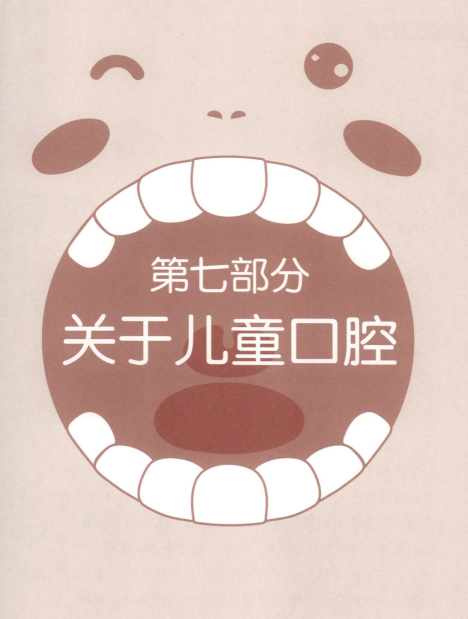

第七部分
关于儿童口腔

回答你最想了解的口腔问题

随着人们生活水平逐步提高,越来越多家长意识到儿童口腔卫生的重要性,幼儿时期形成良好的口腔卫生习惯十分关键,为了更好地守护儿童的口腔健康,我们一起来了解一下儿童口腔相关的知识吧。

 认识牙齿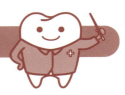

首先,大家知道人的一生会长几次牙吗?答案是两次。第一次长出的牙齿称为乳牙,第二次长出的牙齿称为恒牙。正常情况下,乳牙在出生后6-7个月开始长出,乳牙共有20颗,在两岁半左右长齐。随着牙齿的发育,大部分孩子在六岁左右乳牙会陆续被恒牙所替代,恒牙通常有28-32颗。

不同的牙齿起到不同的作用,比如切牙的功能是切割食物,尖牙的功能是撕裂食物,磨牙的功能是磨碎食物,恒牙掉落将不会再生长,因此要好好保护牙齿。

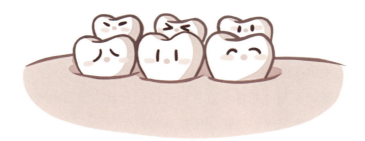

 乳牙滞留需要拔除吗？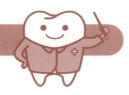

儿童到了换牙年龄，恒牙已经萌出，而乳牙未及时脱落；或恒牙未萌出，乳牙持续保留在恒牙列中，称为乳牙滞留。

1. 乳牙滞留的原因

乳牙牙根吸收异常：继承恒牙萌出方向异常或萌出无力，乳牙牙根未吸收或吸收不完全导致乳牙滞留。

继承恒牙先天性缺失：先天恒牙缺失，可使乳牙根吸收缓慢造成乳牙滞留。

乳牙根尖周病变破坏：乳牙根尖周病变破坏牙槽骨使恒牙早萌，而乳牙滞留不脱落。

2. 乳牙滞留如何处理

如果继承恒牙已经萌出，应尽早拔除乳牙，避免乳牙治疗影响儿童的颌骨发育。继承恒牙先天性缺失导致的乳牙滞留可不予处理，但需要密切观察并定期至专业口腔医疗机构进行检查，预防龋齿的发生。

3. 如何预防乳牙滞留？

经常给儿童吃粗糙、富含粗纤维的食物，提高咀嚼能力，使牙齿变得更坚固，降低牙齿疾病的发生率。

及时制止咬舌、吮指、舔牙等不良口腔习惯，尽早纠正以防止影响面容和恒牙生长。

少食甜食，进食甜食后及时刷牙漱口，睡前忌甜。养成早晚刷牙、饭后漱口的好习惯。定期进行口腔检查，及时发现问题尽早治疗，早期预防龋齿发生。

3 如何防治龋齿？

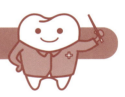

龋齿也被称为蛀牙，是在细菌的作用下，牙体组织进行性破坏的疾病。龋齿的发病通常开始于牙冠，如未及时治疗，持续发展形成龋洞，食物残渣堆积愈发严重，将导致牙冠完全破坏消失。

1. 龋齿的病因

喜食甜食：儿童喜含糖量高、黏性强的食物，滞留牙齿产酸,侵蚀牙齿,导致龋齿发生。

口腔卫生:儿童口腔卫生意识差,未掌握正确刷牙方法,不能认真刷牙,长此以往导致牙菌斑的积聚,牙菌斑中细菌产生酸性代谢产物,损害牙齿。

牙齿结构:儿童牙釉质发育不良,容易受酸腐蚀;牙齿排列不齐,清洁困难,易使食物残渣积聚。

2. 如何预防龋齿?

注意口腔卫生:督促儿童早晚刷牙,饭后漱口,学会正确的刷牙方法。对于婴儿来说,避免养成含奶入睡的陋习,及时戒除奶瓶,以免引起奶瓶龋。从小养成良好的口腔卫生习惯,能够有效降低患蛀牙的风险。

药物防龋:可以使用含氟牙膏、含氟漱口水或定期涂氟,增强牙齿的抗龋能力。

定期进行口腔检查:每年至少进行一次口腔检查,及时发现龋齿,尽早治疗。

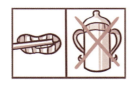
注意口腔卫生

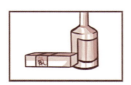
药物防龋

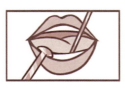
定期进行口腔检查

4 如何防治牙外伤?

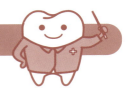

牙外伤是指牙齿受到紧急创伤,特别是打击或撞击而造成的损伤,是造成儿童牙齿缺损或缺失的第二大口腔疾病,仅次于龋齿。

儿童牙外伤可分为乳牙外伤和恒牙外伤。乳牙外伤可能影响恒牙生长,例如恒牙萌出异常或位置异常,也可能导致牙齿形态、结构异常;恒牙外伤可造成牙齿折断或牙齿松动、移位,影响年轻恒牙的正常发育和咀嚼功能。

1. 如何处理牙外伤?

牙震荡:牙齿没有明显松动移位,仅有轻微不适,可不做特殊处理;如出现咬合异常,建议及时就医。

牙折断:可分为牙冠折断和牙根折断。牙冠折断,小面积折断可不处理,牙根折断可根据牙齿折断位置,选择拔除换牙或保留换牙的治疗。

牙脱位:恢复到原位,必要时进行固定。如临近换牙期或牙齿松动严重,为避免儿童误咽,医生会根据情况决定是否拔除脱位牙齿。

2. 如何预防牙外伤?

日常对儿童进行口腔知识科普教育,让儿童了解到保护牙齿的重要性。

在进行对抗性运动或高速度、高风险运动时，佩戴定制的运动护齿器、护牙托等防护用具，降低牙齿受伤的风险。

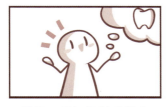
进行口腔知识科普教育

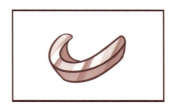
佩戴定制护具

5 儿童有哪些常见的黏膜病？

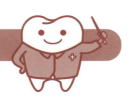

1. 鹅口疮 如果儿童口腔上腭、颊黏膜和口唇内侧黏膜等部位出现类似凝乳状的白色膜状物，周围没有红晕或炎症反应，斑膜大小不等，用棉签不易清除，不会有剧烈的疼痛感，很可能是儿童感染了白念珠菌，发生了鹅口疮。

鹅口疮感染的原因有很多，比如：①母亲产道有念珠菌感染，婴儿出生时通过产道接触母体分泌物而感染。②奶瓶奶水消毒不彻底，母乳喂养乳头不清洁而感染。③长期大量

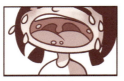
鹅口疮

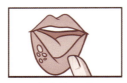
疱疹性口炎

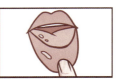
口腔溃疡

使用抗生素或不当的激素使用造成念珠菌感染。病变可向口腔后部蔓延至咽、气管、食管,引起食管和肺部的念珠菌感染,因此要及时引起重视,早发现早治疗。

日常需注意口腔卫生,使用棉签蘸取生理盐水清擦口腔黏膜,避免过度擦拭损伤黏膜;保持营养均衡,摄入足够营养,增强免疫力,饮食宜清淡忌刺激性食物;保持衣物清洁,避免细菌残留,患儿使用过的餐具、玩具等定期消毒,防止交叉感染。

2. 疱疹性口炎 疱疹性口炎通常是由单纯疱疹病毒1型感染引起的口腔黏膜炎症,表现为牙龈、口唇、舌和颊黏膜出现单个或成簇小疱疹,周围有红晕,破溃后形成浅表溃疡,有时累积软腭、舌和咽部。疱疹性口炎以6岁以下儿童较为多见,初期会出现发热、头痛、疲乏等,牙龈红肿,后期易出血,伴随明显疼痛。

日常应保持口腔清洁,以清淡饮食为主,不吃过冷、过烫食物,避免刺激口腔破溃部位引起疼痛;疱疹性口炎具有传染性,应做好隔离,定期对餐具进行消毒。

3. 口腔溃疡 儿童也会发生口腔溃疡，常发于唇内侧、舌头、舌腹、颊黏膜、前庭沟、软腭等部位，发作时疼痛剧烈，局部灼痛明显。

引起儿童口腔溃疡的原因很多，常见的有：①创伤性感染，儿童频繁吮指、咬唇、唇系带频繁摩擦等引起"机械性创伤"，导致口腔黏膜破损引发溃疡。②病毒感染，例如疱疹病毒、手足口病、水痘等。③缺乏维生素和矿物质，与口腔溃疡关系最密切的是 B 族维生素，尤其是维生素 B_2；而锌的缺乏会影响口腔溃疡反复发作不易愈合。④免疫力低下，儿童免疫功能发育不成熟，免疫力较低，口腔黏膜修复能力差，易形成口腔溃疡。

为有效预防口腔溃疡，应保持口腔卫生，避免进食辛辣刺激食物导致口腔黏膜损伤。均衡饮食，避免出现挑食现象，合理补充锌和 B 族维生素。及时制止儿童舔唇、吃手等不良习惯。

儿童舌背出现类似"地图"的图案，形状不规则，中间红，周边白，这是一种浅表性非感染性的舌部炎症，称为游走性舌炎。大多无明显自觉症状，部分会出现局部灼热感和轻度瘙痒，一般无须特别处理。日常注意口腔卫生，饮食营养均衡，合理补充微量元素即可。

有些婴儿在出生后 4-6 周牙龈上会出现黄白色米粒大小的点，这是正常的生理现象，俗称"马牙"或"板牙"，医学上称为上皮珠。一般不影响婴儿喝奶和乳牙发育，在出生后数月内会逐渐脱落。因此不用过分担心，切记不要用手或针去挑破，以免造成黏膜创伤。

 儿童咬合不正的危害有哪些？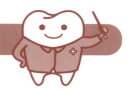

1. **影响颌面发育** 咬合不正会影响牙颌面软硬组织正常发育，通常还会致使两侧咬合力不均，导致面部不对称，影响颌骨的正常发育。

2. **影响口腔功能** 牙齿有切割和磨碎食物的功能，咬合不正的儿童上下牙嵌合度差，可能会影响咀嚼功能，在食物未完全磨碎的情况下吞咽入肚，将会增加胃肠道的负担，影响消化功能。

3. **影响口腔健康** 排列不齐的牙齿容易使食物残渣积聚，难以清洁，易诱发龋齿，长此以往，可能会引起牙龈炎或牙周炎；上颚门牙过于前凸，使下门牙经常咬到上门牙内侧的牙龈，将引起上颚门牙舌侧牙龈萎缩。

4. **影响正确发音** 畸形的咬合关系可能会影响正确的发音，尤其是需要牙齿辅助的发音。当儿童上前牙突出伴随下颌后缩时，还会产生漏风、喷口水等现象。

5. **影响心理健康** 在儿童建立自我认知的成长发育阶段，

因咬合不正导致颜面不美观，会对儿童容貌和自尊心产生影响，进而影响儿童的日常生活和学习。

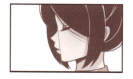
影响颌面发育

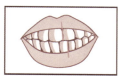
影响口腔功能

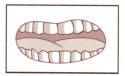
影响口腔健康

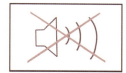
影响正确发音

影响心理健康

什么情况需要矫正？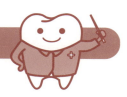

1. **龅牙** 当上下颌牙咬合时，上颌门牙在下颌门牙外侧超过3毫米，表现为上颌牙向外翘，放松状态下，嘴唇包不住牙齿，双唇不能完全闭合，就是我们通常所说的"龅牙"。龅牙又

龅牙

地包天

牙齿拥挤

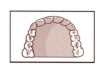
牙弓过大

分为牙性龅牙和骨性龅牙,前者一般是后天形成的,在恒牙生长过程中,一些不良的口腔习惯如口呼吸、舔牙齿等导致;后者大多是遗传因素所致,骨头前凸造成上下前牙直立或唇向前倾,开唇露齿,常伴有颏后缩。后天不良口腔习惯可通过及时纠正来预防龅牙的形成,而先天形成的龅牙一般无法预防,因此应定期至专业口腔医疗机构进行检查,根据实际情况进行干预治疗。

2. 地包天 正常情况下,上颌牙应覆盖下颌牙,但有些儿童下牙正中咬合时,下颌牙反盖住上颌牙,这种情况叫反颌,即俗称的"地包天"。"地包天"的病因较为复杂,可分为遗传因素和环境因素,遗传因素导致的"地包天"难以预防;环境因素导致的"地包天"可进行人为干预来预防,如养成正确的喂奶姿势,使婴儿半坐,奶瓶与面部呈45度角,避免因奶瓶过高致瓶口压迫上颌牙,影响上颌发育;及时改正吮指、咬上唇等不良口腔习惯,定期至专业口腔医疗机构检查,及时发现并制止导致"地包天"的病因。

3. 牙列拥挤 牙列拥挤指牙齿拥挤错位排列不齐,可表现为牙齿大小正常或过宽,牙呈各种方向错位。牙列拥挤也可由多方面因素形成,如其具有明显的遗传特征;换牙时期乳牙早失、乳牙滞留也可能导致牙齿拥挤;颌骨发育不足造成牙量骨量不足,牙齿不能整齐排列在齿槽内而拥挤错位;不良的口腔习惯影响颌骨发育,也可致牙齿排列拥挤。排列不齐的牙齿易使食物残渣积聚,不易刷净,进而发生龋病及牙龈炎症；还可影响上下颌牙齿咬合关系，导致消化不良或胃肠功能失调。因此，发现儿童牙齿拥挤时，应及时至医院进行相关检查和处理。

4. **牙弓过大** 牙弓过大，牙齿过小或过少，导致排列太宽松，直观表现为牙缝大。对于大多数儿童来说属于正常现象，换牙期出现牙缝大现象，可随着牙齿萌出自行关闭，这种情况不需要牙齿矫正。但如果牙缝增大是由于上唇系带附着位置低、牙瘤等病理性因素，需及时就医干预。因此在儿童长牙期间，应定期至医院进行检查，早发现早治疗。

 如何保护儿童牙齿？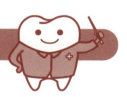

1. **正确的喂养姿势** 新生儿及婴儿时期，家长应养成正确的喂养方式，注意口腔卫生。使用正确的喂养姿势，避免夜间喂食或含奶瓶入睡。进食后可用干净的纱布蘸温水轻轻擦拭婴儿的口腔黏膜保持清洁。同时应避免亲吻婴儿、口对口喂食、共用餐具等行为，以免导致交叉感染。

2. **口腔清洁** 父母应密切关注儿童的口腔清洁与健康，养成正确的刷牙习惯，早晚刷牙，每次刷牙时间不少于3分钟，少食甜食，饭后漱口。

3. 纠正不良的口腔习惯 如吮指、咬唇、口呼吸、偏侧咀嚼等，长期不良口腔习惯会破坏口腔环境的平衡，引起颌面畸形、影响口腔系统正常功能等。

4. 涂氟 在医生的指导下定期涂氟，局部用氟可增进牙齿矿化，加强抗龋能力，也可使用含氟牙膏进行预防。遵医嘱使用牙线清洁儿童牙齿缝隙中的食物残渣及软垢。定期至医院进行口腔健康检查。

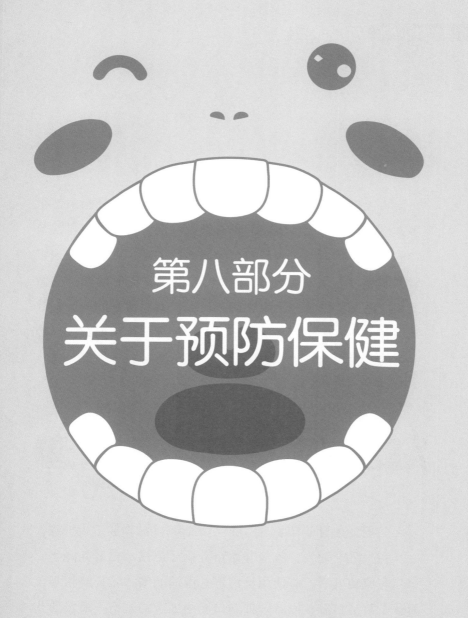

第八部分
关于预防保健

回答你最想了解的 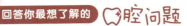腔问题

　　口腔健康是全身健康的重要组成部分，当今社会虽然很多人已经重视口腔健康，但仍有很大一部分人忙于应付快节奏的工作和生活而忽视了对口腔健康的关注，或者存在很多疑问和误区。下文罗列了 10 个口腔健康方面的问题，并做了相应的解答，希望大家在阅读后，能够对科学的口腔保健知识和方法有所了解，避免不良习惯的形成，从而减少口腔疾病的发生。

 孩子刷牙应注意什么？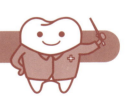

　　1. 开始刷牙的年龄　婴儿诞生后即应实施口腔卫生护理，一旦初生乳牙萌发，就应开始培养刷牙习惯。自婴儿降生，每当完成哺乳后，应使用已消毒并湿润的细纱布环绕指端，为孩子清洁口腔，以有效抑制口腔内细菌的繁衍。随着幼儿乳牙的逐步长出，家长可率先采用指套刷为孩子实施口腔清

关于预防保健

洁；待所有乳牙完全萌发后，家长则应开始协助孩子进行刷牙活动。伴随孩子长大，在家长的引导下，使孩子逐步学会自行刷牙的方法，形成每日早晚刷牙及餐后漱口的良好口腔卫生习惯。

2. 儿童牙刷的选择 儿童使用的牙刷应具备小型刷头，以便在其口腔内部自如转动。儿童牙刷应优选软质刷毛，并确保刷面平滑；刷毛顶端建议呈圆形。最后，避免选用尺寸过于细小的刷柄，而应挑选较为粗大的，以助于儿童更好地抓握。

3. 儿童刷牙的牙膏用量 儿童与成人使用的牙膏量存在差异。对于3岁以下的幼儿，推荐使用米粒大小的牙膏；而3-6岁的儿童，则适合使用豌豆大小的牙膏。应避免将牙膏挤满牙刷，以防儿童过度吞咽牙膏。儿童应选用专为儿童设计的牙膏，不宜使用成人牙膏。对于6岁以下儿童而言，在刷牙时应确保成人监护。

2 乳牙为什么迟迟不掉？

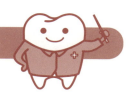

天生没有替换的恒牙，或是由于乳牙未对其根部施加压迫与刺激，因而未被吸收，不易掉落。亦可能是恒牙胚遭受

损伤或坏死，通常由乳牙期的牙病引发牙根周边的次生感染所致。现今儿童饮食趋向精细化，导致乳牙因缺乏有效刺激而难以自然脱落。此外，也有可能是全身性疾病所致，例如佝偻病、侏儒症等。

3 幼儿咬手指的危害有哪些？

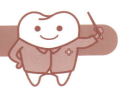

幼儿偏好啃咬手指是一种不良习惯，可能导致牙齿错位不整。有的孩子有咬手指的坏习惯，已经出现前牙不能闭合的情况，但家长误以为乳牙早晚会被换掉，或者认为牙齿排列不齐，只是美观问题，无伤大雅，因此没有引起重视，最终导致牙齿排列不齐，进而影响孩子进食、牙周健康，甚至影响孩子心理健康。幼儿期是孩子长牙齿和面部发育的高峰

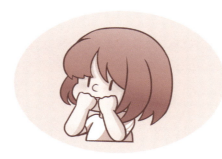

关于预防保健

期,不良习惯很容易造成牙齿排列不齐和面部畸形,所以家长要注意观察,及早纠正孩子咬手指等坏习惯。如果孩子因为坏习惯已经引起口腔问题,要及时就诊,及早采取干预措施。

 洗牙应注意什么?会导致牙齿松动吗?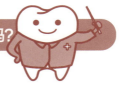

首先,洗牙时间根据各人口腔情况的不同而有所区别。一般人群一年至少要洗一次牙,如果口腔卫生情况控制不佳,可以增加洗牙的次数。牙周病患者要按时按医生要求洗牙。洗牙会导致牙齿松动是个误会,但有些人洗牙后亲身感受到牙齿松动,其背后的真实原因却并非如此。洗牙是利用超声波产生的高频振动,配合水雾冲洗,将牙面附着的牙结石清

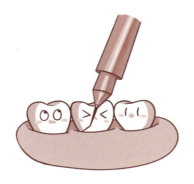

除干净。有些人洗牙后发现牙齿比以前松动了，实际原因是牙齿松动早就发生了，只是因为牙颈部的牙结石太厚，像夹板一样，把松动的牙齿夹住，暂时没有表现出来。正规的洗牙操作不仅不会引起牙齿松动，反而是防治牙周炎症的有效手段，从长期效果来看，能够防止牙齿进一步松动。

应该多长时间到医院检查一次牙齿？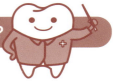

口腔医师推荐，每年应至少进行一次口腔检查，以期尽早发现问题并得到治疗。针对口腔疾病风险较高的群体，包括频繁摄入甜食的儿童及出现牙龈退缩和牙根外露的老人，推荐其口腔健康检查周期为每 3-6 个月一次。此外，一旦自身察觉牙齿出现异常，应立即前往医院进行口腔健康检查。对于准备怀孕的女性而言，在备孕阶段应进行一次全面的口腔健康检查。

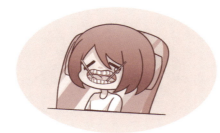

关于预防保健

6 漱口水有必要用吗？

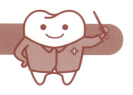

漱口水的主要功效在于通过其内含的抗炎成分来遏制或消灭口腔内的有害微生物。然而，值得注意的是，漱口水不具备去除牙菌斑的能力，故而不能替代传统的刷牙方式。过度使用漱口水可能干扰口腔内正常微生物群落，进而引发口腔黏膜损害，增加真菌感染风险，导致味觉异常。在进餐半小时内口腔中的食物残渣最多，因此，在此时段使用漱口水能够达到最佳效果。推荐每日使用不超过三次，分别在早餐、午餐及晚餐后。

准确的漱口方法是将漱口水置于口中后，紧闭双唇，轻微张开口腔，通过两颊肌肉运动让液体渗透至牙齿间隙，适度施压，并鼓动脸颊和嘴唇，确保液体在整个口腔，包括牙齿、牙龈和黏膜表面均匀接触，同时确保漱口水能自由触及牙齿表面的各个角落，以实现有效清洁的效果。在漱口时，应将头部略微抬起，含10毫升左右的漱口水在口腔深部发出咕噜咕噜的声音。用上述方法清洁1分钟后，半小时之内避免再次使用清水漱口，也不要进食。

如同药物一般，漱口水亦能依据是否需要处方分为非处方类和处方类。其中，非处方类漱口水无需医生指示，消费者可在超市、药店等处自行选购，其主要功能在于提升口腔

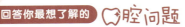

清新度，无需额外的操作指引，适用于各类人群。处方类漱口液其功能包含：①抑菌效果；②预防龋齿；③减轻疼痛（这类漱口水含 0.5% 的普鲁卡因，对口腔溃疡等引起的疼痛有止痛作用）；④美白功效（这类漱口水含有焦磷酸盐、双氧水，具有美白牙齿的功效）。

为什么会有口臭？

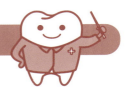

　　口臭是指呼吸时口腔中呼出的具有臭味的气体，绝大多数口臭是由口腔局部因素引起的，口腔卫生不好、牙周病、舌苔厚腻等都是口臭的常见原因；长期蛀牙、口腔内有感染和炎症、口腔溃疡、食物残渣残留也会导致口臭。另外，消化系统疾病、呼吸系统疾病、内分泌系统疾病等全身性疾病也会产生不同程度的口臭。

　　正常情况下，口腔中有时也会有不洁的气味，如经过一夜睡眠后，由于长时间不喝水，晨起后会引起口腔异味；或因食用大蒜等有异味的食物而引起口腔异味，这种口臭称为生理性口臭，这种异味一般持续时间较短，通过正确的口腔卫生措施很快就能消除。

关于预防保健

 牙齿为什么会发黄?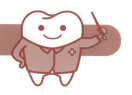

正常牙齿本身也不是洁白的,真正健康的牙齿颜色呈淡黄色。牙齿是由牙釉质、牙本质和牙髓构成,牙釉质呈半透明色,而牙本质是呈淡黄色,所以牙齿的正常颜色应该是淡黄色的。然而,一旦体内钙质出现流失,牙齿的硬度显著下降,对食物的吸收力更强,导致色素沉积,进而引发牙齿发黄。牙齿变黄的因素还有牙釉质发育不全,牙外伤,龋病,牙齿磨损、磨耗,四环素类药物、氟化物等使牙齿内部组织结构变色的内源性因素,以及咖啡、可乐、红酒等饮料,油炸、咖喱食品等使牙齿表面着色的外源性因素。四环素所引发的牙齿着色现象,被称为四环素牙,其染色深浅与所使用的四环素类型、用药剂量及给药频率等紧密相关。为了防止四环素牙的出现,建议妊娠和哺乳期妇女及8岁以下的儿童不使用四环素类药物。

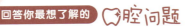

9. 口腔健康与全身健康的关系是什么？

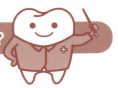

口腔健康与脑部健康：有报道称，牙周炎的细菌可能导致阿尔茨海默病。健康的牙齿可保障食物被充分咀嚼，通过肌肉运动增加大脑血供，延缓脑萎缩进程。

口腔健康与心血管健康：牙周炎患者患急性心肌梗死、冠心病、脑卒中的概率均高于牙周正常者。

口腔健康与消化系统健康：牙齿缺损时，咀嚼功能出现障碍，消化系统负担加重，容易导致肠功能紊乱，影响人体对营养成分的吸收，甚至引起消化系统疾病。口腔卫生环境差，造成幽门螺杆菌等繁殖，也可能会引发胃溃疡。

口腔健康与孕产健康：牙周病和妊娠期龈炎会导致早产儿或低体重儿。牙周病细菌可引起暂时性菌血症，经胎盘进入羊水。因此，孕前口腔检查和治疗很重要。

口腔健康与糖尿病：糖尿病与牙周病相互影响。牙周病可导致消化障碍，血糖升高使糖尿病进程加重，而糖尿病的恶化也使牙周病进程加快。

  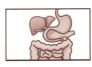

脑部健康　　　心血管健康　　　消化系统健康　　　糖尿病

10 牙齿的寿命有多长？

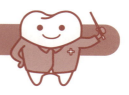

俗话说"老掉牙"，就是人老了牙齿自然就会脱落，其实这种说法并不对，据统计，人的牙齿寿命与年龄大小并无直接关系，只是随着年龄的增长，牙床会萎缩，牙颈部、牙根表面容易龋坏，从而使牙齿寿命缩短。影响牙齿寿命的另一个常见因素是口腔卫生差，年纪越大，口腔卫生越差，最终导致牙龈炎，表现为牙龈红肿，牙齿松动、脱落，这些都是造成牙齿寿命缩短的原因，却容易让人误以为是随着年龄增大的不可避免的结果。只要保持良好的口腔卫生，定期到医院做口腔检查，做到早预防、早发现、早治疗，就能很好地保护牙齿，延长牙齿的寿命。

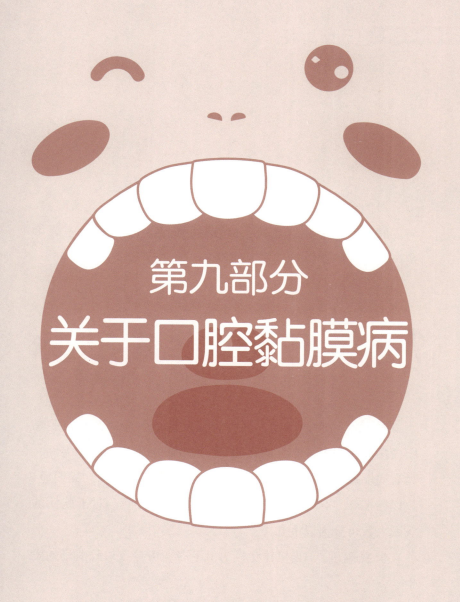

口腔黏膜是一种湿润的黏膜，呈粉红色，表面光滑湿润，与皮肤有一定的相似之处。口腔黏膜病是一种统称，主要累及口腔黏膜组织，如口腔黏膜溃疡、口腔斑纹类疾病等。

 为什么会发生复发性阿弗他溃疡？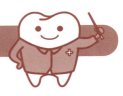

复发性阿弗他溃疡，又称为复发性口腔溃疡，是口腔黏膜溃疡类疾病中最常见的疾病。一般女性的发病率高于男性，具有周期发病、容易复发、可自愈的特点。因其溃疡灼痛明显，故以希腊语"阿弗他"（灼痛）来命名。目前，对于此病的病因大致可分为以下几类。

1. **免疫因素** 当机体免疫力低下时，可导致口腔溃疡的发生。

2. **遗传因素** 目前已有研究证明该疾病有家族遗传性。

3. **系统性疾病因素** 此病与胃溃疡、十二指肠溃疡、肠炎、肝胆疾病、寄生虫引起的各类消化系统疾病或功能紊乱状态密切相关。

4. 环境因素 包括因生活事件、工作环境等造成的精神心理反应、不良的生活习惯和过快的生活节奏等环境和社会因素。

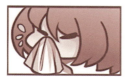 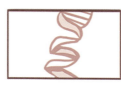 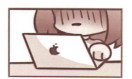

免疫力低下　　　　　遗传　　　　　　环境因素

 复发性阿弗他溃疡的表现有哪些？如何预防？

复发性阿弗他溃疡一般表现为椭圆形或圆形，并且具有反复发作、可自愈的特点。溃疡的临床特征可用"黄、红、凹、痛"4个字概括，即溃疡表面覆盖有黄色的假膜、周围有红晕带、中央有凹陷、有明显疼痛。

预防溃疡发生，需要注意以下几个方面。

1. 饮食方面 少食辛辣刺激、坚硬粗糙的食物，以防损

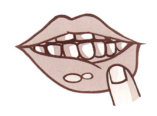

伤口腔黏膜。避免食物过烫,饮食应均衡营养、清淡,保持规律的就餐习惯。

2. 生活习惯方面 睡眠应充足,尽量避免熬夜。保持积极乐观的情绪,避免焦虑、易怒易躁等情绪。

3. 其他 去除口腔局部刺激因素,如修整锐利牙齿边缘,佩戴矫治器者应及时就医调整。注意口腔清洁,保持口腔卫生。

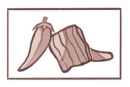

少食刺激食物

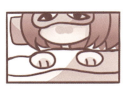

少熬夜

3 口腔扁平苔藓的病因有哪些？

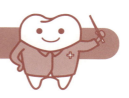

口腔扁平苔藓是一种常见的口腔黏膜慢性炎症疾病，其发病率仅次于复发性阿弗他溃疡。该病多发生于中年，女性多于男性，有些患者皮肤与口腔黏膜可同时发病。口腔扁平苔藓长期糜烂具有恶变倾向，因此患者在明确诊断后应积极进行治疗。

口腔扁平苔藓的病因和发病机制目前尚不明确，但可能与免疫因素、精神因素、内分泌因素、感染因素，以及口腔局部刺激因素等有关。

1. 免疫因素 口腔扁平苔藓与T淋巴细胞介导的免疫反应有关。

2. 精神因素 研究表明，口腔扁平苔藓的发生、发展与身心因素有密切关系。部分患者可有精神创伤史（如失业、亲属亡故等），或因生活压力过大导致心情不畅、情绪焦虑等。

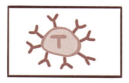

免疫因素

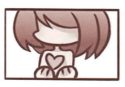

精神因素

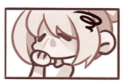

内分泌因素

临床中常见因心理异常导致患者机体功能紊乱，促使发病、病情加重，或反复发作、迁延不愈。

3. 内分泌因素 流行病学调查发现，中年女性的发病率较高。一些女性患者在妊娠期间病情缓解，而哺乳期过后月经恢复时，则常复发。

4 如何知道自己是否患了口腔扁平苔藓？

口腔扁平苔藓的主要表现为口腔内黏膜的改变，因此患者可以通过口腔内自检来发现自己是否患病。

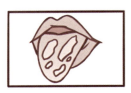

口腔黏膜检查

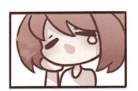

自觉症状

1. 口腔黏膜检查 患者的口腔黏膜病损可表现为小丘疹连成的线状白色、灰白色花纹。白色花纹可以为网状、树枝状、环状或半环状等多种形状，也可表现为白色斑块状。

病损大多左右对称，可发生在口腔黏膜任何部位，但以颊部最为多见(87.5%)。黏膜上多同时表现多样病损,相互交错,随着病情变化不同类型的病损也可能相互转变。病损区黏膜可为正常,或发生充血、糜烂、溃疡、萎缩和水疱等。口腔扁平苔藓病损在口腔黏膜消退后,黏膜上可留有色素沉着。

2. 自觉症状 患者自我感觉黏膜粗糙、烧灼感,口干,还可有虫爬、痒感。当吃辛辣、酸等刺激食物时,可感觉局部黏膜敏感、灼痛。

5 口腔扁平苔藓应如何治疗?

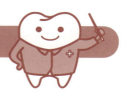

1. 心理治疗 身心调节在治疗口腔扁平苔藓中起着重要作用。因此患者在患病后要进行适当的心理治疗或心理咨询,调整生活、工作中的不良刺激,从而促进积极心理状态。对病损区无充血、糜烂,患者无明显自觉症状者,可在身心调节的情况下观察,有一部分患者可自愈。此外,还应注意调

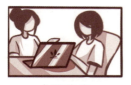

心理治疗

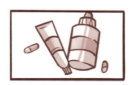

局部治疗

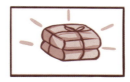

其他治疗

节全身状况,如睡眠、月经状况、消化道情况等。

2. 局部治疗 主要是为了去除局部刺激因素,通常采用药物治疗。

3. 其他治疗 包括中医药治疗、光动力治疗、激光治疗。

当患者怀疑自己患有口腔扁平苔藓时,应及时就医,切勿自行用药治疗。

6 口腔白斑病的病因有哪些?

口腔白斑病是发生于口腔黏膜上以白色为主的损害,不能擦去,属于癌前病变或潜在恶性疾患范畴。

口腔白斑病的发病与烟草、白念珠菌感染、人乳头状瘤病毒(HPV)感染等有关。

1. 烟草等刺激因素 烟草是引起口腔白斑的主要致病因子。流行病学调查表明,吸烟时间和吸烟次数与口腔白斑发

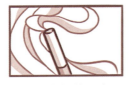
烟草等刺激因素

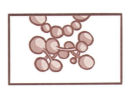
念珠菌感染

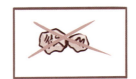
其他因素

病成正相关。而且，不同的卷烟产品，其患病率也存在一定的差异。因此，平时要注意戒烟，尽量不要受到外界的刺激。此外，饮酒与口腔白斑的发病有一定的关系，吃过烫的食物和嚼槟榔等也会引起口腔白斑。

经常咬颊、牙齿错位、牙齿不均匀磨损后的锐利边缘、残根残冠、牙结石等，均可刺激口腔黏膜，从而导致口腔白斑。

2. 念珠菌感染 一些患者发病可能与白念珠菌感染有关。

3. 其他因素 如 HPV 感染、微量元素缺乏、遗传等因素。

7 口腔白斑病的表现有哪些？

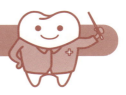

口腔白斑病是一种常见的疾病，多见于 40 岁以上的中老年男性，近年来，女性发病率也明显上升。口腔白斑可能会出现在口腔的任何地方。患者可能没有任何症状，或者有局部粗糙感和发木发涩感，相对于周边的黏膜，病变部位更坚硬。如果有溃疡或者是癌变时，则会有刺激性的疼痛或者是自发的疼痛。口腔白斑病的白斑可表现为斑块型、皱纹纸型、颗粒型、疣状型及溃疡型等。

口腔白斑病应如何进行管理?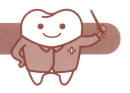

口腔白斑病目前尚无根治的方法。疾病管理的目标是为了缓解症状、监测和预防癌变。主要的管理措施如下。

1. 健康教育 要尽早对口腔白斑病进行知识宣教,以便尽早识别是否患有口腔白斑病。如果出现了口腔白斑情况,不要轻视,也不要过于紧张,要尽快到专业的医院进行诊断。

2. 去除刺激因素 提倡健康的生活方式,如戒烟酒,勿咀嚼槟榔,少食酸、辣、烫、麻、涩等刺激性食物,及时修整过于锐利的牙齿边缘,去除残根、残冠、牙结石及不良修复体等。

3. 药物治疗 主要包括维生素A、维A酸类药物,但具体用药应在医生指导下进行,不可自行用药。

4. 手术治疗 对于一些口腔白斑病患者,在去除可能的刺激因素及保守治疗3-6周后仍未见明显好转,则可考虑手术治疗。而对活检发现有重度异常增生者,应及时手术,当临床有恶变倾向或位于危险区时,也可手术。

5. 物理治疗 包括光动力治疗、激光治疗、冷冻治疗等。

6. 定期随访 无论何种类型的口腔白斑病,无论采用何种治疗方法,均应定期随访。

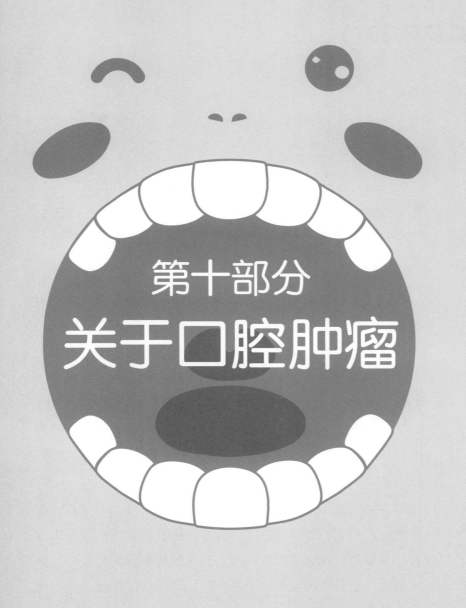

第十部分
关于口腔肿瘤

如何进行口腔的自我检查?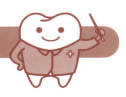

通常，一些口腔疾病的早期变化是可以通过自我检查而发现的。因此，对于患者而言，掌握自我检查的内容尤为重要，自我检查的主要内容如下。

1. 头颈部外观检查 检查两侧头颈部是否对称；还可使用双手食指、中指对面部、颈部进行触摸，检查是否有肿块。

2. 口腔黏膜检查 张大嘴巴，对镜观察口腔内黏膜是否有溃疡、局部肿胀、包块、隆起或白色、红色、黑色病变等。检查范围包括双侧颊部黏膜、上腭、上下唇瓣内侧。

3. 舌部检查 伸出舌头，观察舌腹、舌尖、舌背和舌缘的颜色和形态，舌体大小是否异常。用食指和中指对舌头进行一一触摸，观察舌头软硬度、有无肿块和感觉异常等。张大嘴巴，做舌头的前伸、上卷、左右等运动，观察舌体运动有无异常。

4. 牙龈检查 用食指拉开颊部，咬合牙齿，观察上下外侧面牙龈的颜色、形态有无异常，并用手指触摸检查有无肿块等；张大嘴巴，观察上下内侧面牙龈有无异常及肿块。

5. 口底检查　张大嘴巴，回缩舌头，翘起舌头用舌尖触碰上腭，观察口底的颜色和形态，并用手指进行触摸。

6. 张口动作检查　对镜子做大张口运动，观察张口度是否受限、张口是否有偏斜等。

头颈部外观检查

口腔黏膜检查

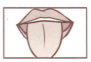
舌部检查

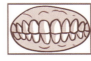
牙龈检查

2 口腔癌会传染吗？

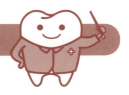

口腔癌不会传染。

因为具有传染性的疾病通常是由细菌、病毒、寄生虫等致病因素而导致的，并且有特定的传播途径，如血液传播、母婴传播、粪口传播、呼吸道传播等。例如，艾滋病是由人类免疫缺陷病毒（HIV）侵袭人体，其传播途径有性传播、血液传播、母婴传播。口腔癌发生于口腔黏膜上皮细胞，是自身黏膜发生的癌变。因此，口腔癌并不具备传染性疾病该有的特点，故而不具有传染性。因此，不用担心与口腔癌患者共同生活、共用餐具、共同工作而传染上口腔癌。

但有时一个家庭中可能有多人同患癌症，这种现象主要是由于相同的生活方式、饮食习惯和环境因素等导致的。因为一家人常年生活在一起，饮食习惯、生活习惯同化后，就容易受到同一致病或致癌因素的影响，从而罹患同一类疾病或癌症。

3 口腔肿瘤患者术后应如何进行口腔护理？

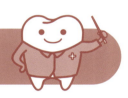

口腔肿瘤患者术后常需要在院观察一段时间，此时，需要护士进行口腔护理。常见的口腔护理包括口腔的擦洗，采用吸引器吸除口腔内的分泌物、唾液等。在口腔护理的同时，也需要观察口腔内是否出现出血、感染等。

在出院居家期间，患者同样需要进行口腔护理。对于适度张口的患者，在口腔内创口允许的情况下，可以采用儿童小头软毛牙刷刷牙，刷牙时应动作轻柔，避开伤口处，牙刷应每3个月更换一次，如果发现刷毛弯曲变形应提前更换。每天饭后进行漱口，可以使用漱口水或淡盐水漱口来维持口腔内的卫生。

4 口腔肿瘤放疗后口干怎么办？

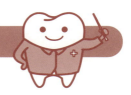

放射性口干症是口腔肿瘤放疗后常见的并发症，主要是由于唾液腺不可避免地受到放射线的照射，从而导致唾液分泌不足，出现口干，影响患者进食和睡眠。部分患者在放疗结束后数月至1年内可有所缓解，但有部分患者可能长期存在。因此，建议口干患者采取以下方法：

1. **多喝水** 可达2000毫升，分多个时间段饮水，尤其是晨起空腹饮温开水。可随身准备一壶温开水，或者选用西洋参煎水，水温不宜过高，少量、多次、缓慢饮水。

2. **注意口腔卫生** 选用无酒精、消炎、湿润的口腔含漱液，使用软毛刷刷牙，避免拔牙或口腔内黏膜损伤。

3. **张口训练** 以增加口腔和外界环境的接触，可使用湿润的润唇膏，在房间放加湿器。

4. **调节饮食** 食物温度不宜过热，以温凉为主。

减少食用对口腔及咽部有刺激的食物或饮料，避免辛辣、油炸、干硬、过咸的食物，忌烟酒刺激。

可选择高热量、高维生素、半流质饮食，多汤水，干稀结合，以清淡温和、柔软不费力咀嚼的食物为主，如青菜粥、软面条、蒸蛋、蔬菜泥、水果汁等，细嚼慢咽，少量多餐。

多食新鲜蔬菜、水果以刺激唾液腺的分泌，如酸味的新鲜蔬菜和水果，山楂、杏、猕猴桃、草莓、丝瓜、冬瓜、菠菜等。

可选择具有清热解毒、养阴润燥、清咽生津的茶饮，如金银花茶、酸梅汤、麦冬饮等，多食百合、银耳、枸杞子、川贝枇杷膏、雪梨、蜂蜜水等具有润燥功能的食物。

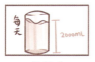

多喝水　　　注意口腔卫生　　　张口训练　　　调节饮食

口腔肿瘤放疗后出现口腔黏膜炎怎么办？

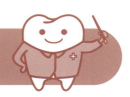

放射性口腔黏膜炎是口腔肿瘤患者在放疗过程中常见的并发症之一，其主要表现为口腔黏膜的发红、溃疡，患者可出现剧烈疼痛，影响进食和说话，严重者甚至中止放疗。因此，预防和及时处理口腔黏膜炎至关重要。

患者应注意口腔清洁和卫生，勤用漱口水，每次饭后应清理掉食物残渣并漱口，漱口液可几种交替使用。此外，饮食应温凉，避免进食过烫、辛辣、刺激、坚硬的食物。若出现口腔黏膜发红或溃疡，可采用康复新液漱口水进行含漱，起到保护口腔黏膜的作用。若患者疼痛剧烈或溃疡严重，应及时就诊，在医生指导下使用药物。

 口腔肿瘤术后应如何进行气管套管的居家护理？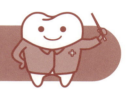

有部分口腔肿瘤患者由于手术创口较大，气道阻塞风险较大，因此需要佩戴气管套管回家。在出院前，护士会对患者和家属进行居家气管套管护理的健康教育和培训，主要内容如下：

1. **居家生活提示** 室内使用加湿器，保持室内湿度60%-70%；洗漱时注意保护套管和切口，避免沾湿；着装要求衣领宽松，避免圆领、高领、脱毛起毛的衣物。

2. **气切口皮肤的清洁** 至少每日1次，保持皮肤清洁干燥。

清洁步骤：①洗手、戴口罩以防止交叉感染；②准备好纱布；③将无菌棉球蘸取消毒剂、使用血管钳进行消毒；④清洁套管口周围皮肤，由内向外，直至整个区域均已清洁干净为止；⑤用无菌开口纱布轻轻垫在开口周围。

3. 内套管的清洁 每天至少清洁3次。

护理步骤：①洗手，取出内套管；②放入备用内套管；③将取下的内套管放入消毒剂中浸泡10~15分钟，使痰液凝结；④使用毛刷/棉签/纱布将套管内的痰液清理干净，流动水下冲洗；⑤将清理过的内套管再次放入消毒剂中浸泡30分钟；⑥检查内套管中是否有痰块残留；⑦用无菌生理盐水彻底冲净内套管；⑧内套管晾干、备用，注意无菌保存。

4. 安全提示 ①禁止吸烟或吸入其他类型的烟雾；②避免任何物体进入气道（包括头发、花粉、棉签等）；③防止水进入气道；④出现呼吸困难、气道口内或周围出现鲜红色血液立刻拨打急救电话"120"联系医生；⑤出现以下症状时请尽快到有资质的医院就医：如伤口红肿发热、痰液颜色气味改变并增多、套管脱出或破损、气切绑带脱落或破损等。

7 口腔肿瘤术后居家如何进行肩颈功能锻炼？

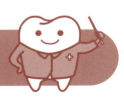

有些口腔肿瘤患者行颈部淋巴结清扫术后可能会出现患侧肩膀抬起无力或无法抬起，以及抬臂酸痛等症状，这可能是由于在清扫淋巴结时不可避免地碰到副神经所致。这些症

状可以通过康复训练而得到适当缓解，因此不必太过担心。

1. **颈部运动** 缓慢进行肩部前后屈曲、左右屈曲、左右悬垂于身体两侧，角度以 30 度为宜，全部动作以 5 次为 1 组，每天 2 组。

2. **耸肩运动** 收缩肩胛，向上耸肩，在两侧收紧状态下保持一侧垂直于身体两侧，20 次为 1 组，每天 2 组。

3. **旋肩舒颈运动** 双手放于肩部（或双手外展与肩同高，增加摆臂动作），肩部带动手臂旋前旋后分别 1 分钟，每天 2 次。

4. **钟摆运动** 健侧手扶桌角、椅背，患侧手臂前后、左右摆动，绕圈，适应后可手拿重物（如矿泉水）进行锻炼，每次 2-3 分钟，每天 2 次。

5. **手指爬墙运动** 患者身体及目光正向前方，一侧手臂与身体打开呈 180 度，由下而上逐渐攀爬至最高点，停留 15 秒，放松继续，每次练习 15 分钟，每天 3 次，记录每天/每周手指所能达到的高度并进行比较，逐渐抬高。

6. **内收肩胛骨运动** 双手握在一起，举过头顶，向背部移动，直到肌肉牵拉感明显后将双手放在脑后，后缩肩胛骨，保持 5 秒，15 次为 1 组，每天 2 组。

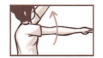
颈部运动

耸肩运动

旋肩舒颈运动

手指爬墙运动

建议患者在锻炼前到医院康复科就诊，在康复医生的指导下进行锻炼，以规范锻炼动作。此外，康复强度应根据个人能力循序渐进，不可操之过急。

8 口腔肿瘤术后居家如何进行张口功能锻炼？

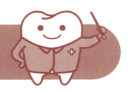

正常人的张口度约为3指（食指、中指、无名指）并拢的宽度（约4cm），若无法达到这样的宽度，则为张口受限。张口受限可分为轻度、中度、重度（不及1横指）和牙关紧闭。当出现张口受限时，患者可以进行以下训练。

1. **张口训练** 轻度张口受限者，主动张口训练，用力张口至颞部肌肉稍有胀感，保持10~15秒后放松再继续重复进行，每次练习10分钟，每天3次。

中重度张口受限者，使用张口器训练，患者应先最大限度张口，从一侧磨牙处塞入张口器后撑开至最大限度，保持5~10分钟后再暂停1分钟，进行3~4次循环，每天3次左右。

2. **下颌功能训练** 下巴向右、向左运动分别保持30秒后放松，重复练习3次后，用下巴做圆周运动3次，每天锻炼3次。

3. 咀嚼肌锻炼 闭住口唇向外鼓气，保持鼓气状态 10 秒，然后还原放松，将两侧颊部向口腔前庭部用力吸纳，使颊部尽量凹陷，保持 10 秒后还原，鼓起与吸纳交替锻炼 5 分钟，每天早中晚 3 次。

4. ThereBite 开口器锻炼（术后 3-4 周或者放疗前 1-3 周）

5-5-30 的方案：每天练习 5 次，每次练习动作重复 5 次，每次保持 30 秒，以自己最大耐受程度为宜。

部分患者因为训练时出现口腔的疼痛或酸软，而出现害怕或焦虑情绪，导致无法坚持训练，这可能与患者锻炼时间过长、动作不规范等有关。因此，建议患者在开始锻炼前可先到医院口腔肿瘤康复门诊获得相应的指导，舒缓患者焦虑、恐惧的情绪，规范动作和锻炼频次，循序渐进地进行康复。

张口训练

下颌功能训练

咀嚼肌锻炼

ThereBite 开口器锻炼

9. 口腔肿瘤术后居家如何进行吞咽康复训练？

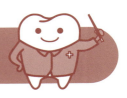

口腔肿瘤术后由于切除部分涉及吞咽功能相关的组织，患者可能会出现吞咽障碍。吞咽障碍可导致患者营养不良、脱水、吸入性肺炎等，对患者的生活质量造成影响。因此，在术后及时监测和尽早进行康复锻炼是有必要的。吞咽康复训练包括：

1. 再造舌功能训练 患者舌头进行伸、缩、顶、弹、卷运动，舌体在口腔各方向运动，每天 3-4 次，每次 5-10 分钟

2. 吞咽训练

舌制动训练法：伸出舌头，用牙齿/手指/吸舌器固定舌头后进行吞咽。

用力吞咽法：吞咽时，所有咽喉肌肉一起用力挤压。

3. 进食/喂食注意事项

尽量在坐位下进食，头部稍前屈，以健侧吞咽；

吞咽时避免仰头，有必要可使用低头姿势进食；

进食时使用小而薄的勺子，控制每口进食的份量，不宜过多，放入舌根部位或口腔健侧，进食流质时使用吸管。

4. 饮食指导 选择柔软、质地稠密、不易松散的食物，稀流质食物可使用增稠剂。以清淡富含营养、高蛋白、易消化

的食物为主，如鸡蛋、牛奶、瘦肉、鱼肉、鸡汤面、黄鳝汤、小馄饨、藕粉、蛋白粉等，少量多餐，逐渐从稀流质、浓流质、糊状食物过渡到半固体食物和固体食物。

再造舌功能训练　　吞咽训练　　进食/喂食注意事项　　饮食指导

10 口腔肿瘤术后患者为什么要进行定期随访？

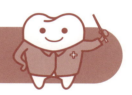

恶性肿瘤最重要的两个特征就是复发和转移，定期复查主要是观察有没有复发或者转移，这样才能做到早发现、早治疗。

口腔肿瘤术后患者复查，一般在术后第 1 年内，每 1-2 月复查一次；术后 2-5 年内，每 3-6 月复查一次；术后 5 年以上，每 6-12 月复查一次。每次门诊随访时，医生会询问患者有无自觉异常症状，并根据患者自身情况和术后时间选择合适的影像学检查（如 B 超、增强 CT、MRI 等）来判断术后恢复情况及有无肿瘤复发或转移。每次门诊随访时，患者应带好既往就诊或住院治疗资料,如检查报告、出院小结、门诊病历等。

口腔肿瘤要如何预防?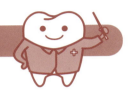

对于恶性肿瘤的预防,其主要分为三级,口腔肿瘤也不例外,三级预防主要包括:

一级预防:即病因预防。通过从发病因素进行预防,对口腔肿瘤的致病因素进行干预,如对健康人群进行教育、不吃槟榔、戒烟、不过度饮酒、保持良好的口腔卫生和生活习惯、及时处理口腔内的锐利牙齿和不良修复体等。

二级预防:又称为"三早"预防,即早发现、早诊断、早治疗。主要包括早期发现各类癌前病变,如口腔白斑、红斑、口腔扁平苔藓等,采取对应的治疗。

三级预防:即临床预防,当确诊为口腔癌时,针对患者自身情况和疾病情况,选择合适的治疗方式,如手术治疗、放射治疗、化疗等,从而达到消除癌症、恢复功能、促进康复、提高患者的生存率和生存质量的目的。

对于口腔肿瘤的预防,改变生活习惯和消除不良刺激尤为重要,如避免烟酒刺激,缓解紧张、焦虑情绪,保持心情舒畅,适当运动,提高身体素质。饮食应营养均衡,保持口腔卫生。